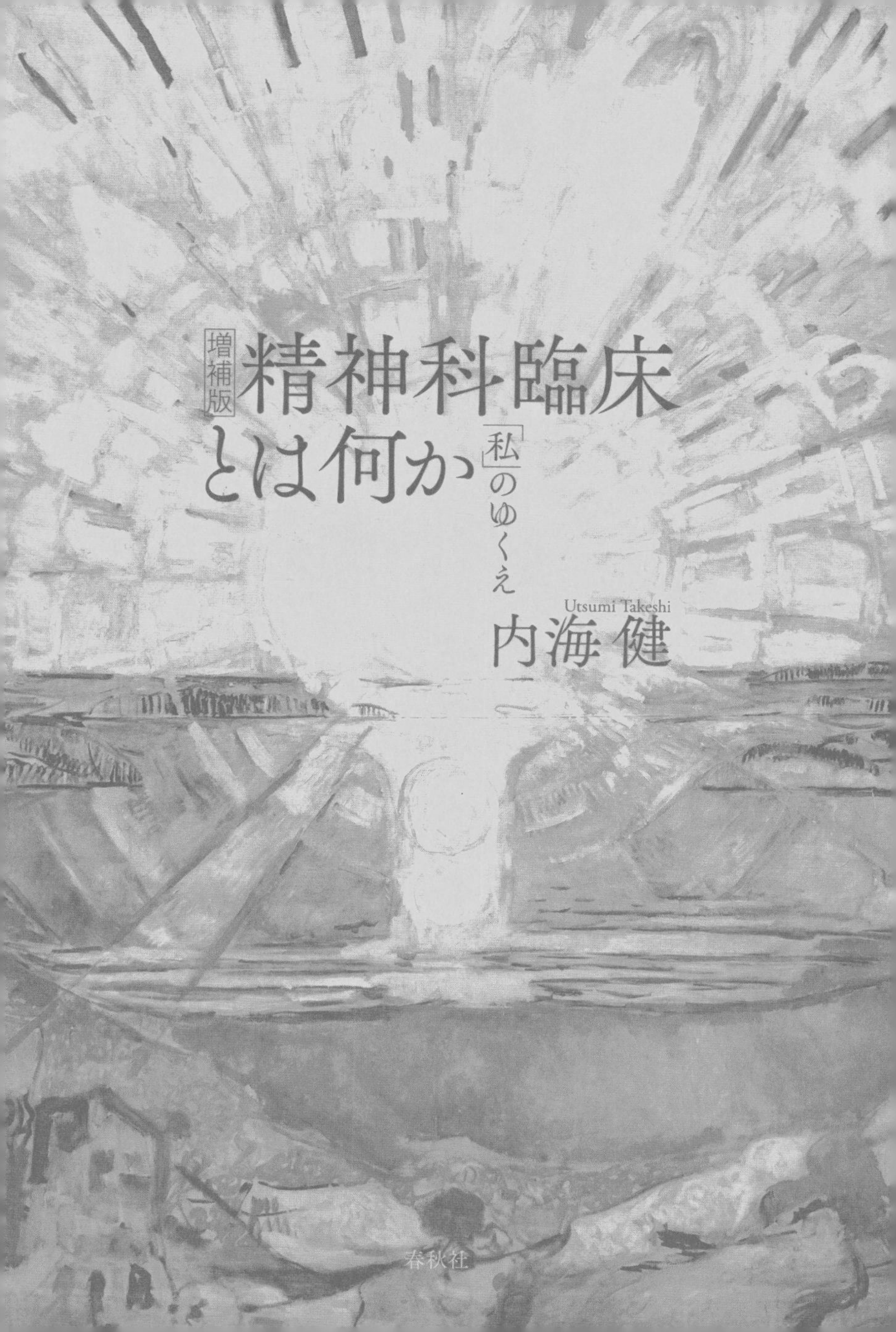

増補版

精神科臨床とは何か

「私」のゆくえ

Utsumi Takeshi
内海健

春秋社

講をはじめるにあたって

精神医学は、今、大きな岐路にさしかかっている。日々の臨床の合間に、思索する時間を見つけ出し、しばしそこに浸り込む、そんなことを繰り返しているだけの私にも、この時代の潮流は肌で感じられる。

精神科医はかつてないほど注目を浴び、また必要とされる時代が到来した。うつ病患者は一〇〇万人を超えようとし、企業の休職者の大半を精神疾患が占め、都心のオフィスにはクリニックが軒を連ねている。日夜マスコミに招請されては、それらしきことを述べ、災害が起これば、早々から「心のケア」が叫ばれる。しかし私たちはこうした社会からの負託に応えることができているのだろうか。そう考えるとちょっと心もとない。

このような時代だからこそ、精神医学へ向けられるまなざしには、切実なものがある。時には、私たちの存在意義そのものまでが、問いかけられていることさえある。考えてみれば、この制度はまだたかだか二世紀ほどの産物であり、それを不朽のものとみなす根拠はどこにもない。

最も懸念されるのは、臨床力の衰弱を示す徴候が、いたるところで見え隠れしていることである。精神医学は長足の進歩を遂げつつあるといわれる。しかし現場では、それほどの恩恵を受けたという実感はない。むしろ多くの臨床家が、もってしかるべき心のゆとりを失いかけている。

精神医学に「真理の場」というものがあるなら、それは臨床以外にはない。どのような立場をとろうと、この学は、臨床から出発し、そしてそこに回帰するように宿命づけられている。無関与ではありえないのだ。それゆえ、臨床を豊かにすることもあれば、涸渇させてしまうこともまた起こりえる。もしかしたら私たちの学問は、それと気づかぬうちに、自らの母胎を痩せ細らせるようなことをしてきたのかもしれない。

こうして、私たちは大いなる転換の時期に立ち会っている。それゆえにこそ、今は自らのいとなみを振り返ってみる好機なのかもしれない。そうだとするなら、与えられた現実を自明なものとして見過ごすことなく、ラディカルに考え直し、掘り下げてみようではないか。そんな一匙の楽観論を自らに処方して、非才をもかえりみず、ひとつの「臨床学」なるものを、ここに考案するにいたった。

本書は、八つの一連の講義からなっている。そのうち前半の四講が基礎編、後半の四講が臨床編に相当する。以下に簡単にアウトラインを示しておく。

第Ⅰ講「「精神」の扉を開く」では、生命史をたどり、私たち人間という種が、生物としていかに特異な位置にあるかを、まず確認する。進化は人間の段階で、ある種の逆説を含んだものとなり、そして脳という畸型臓器を生み出すにいたった。こうして「精神」というものが披《ひら》かれる舞台が出来上がることになる。

第Ⅱ講「脳と心」においては、この両者の関係を「創発」という言葉で読み解く。すなわち、心は脳を基礎としつつも、脳には還元できない自律性をもつことが示される。畸型臓器である脳は、自らを統制することができない。それがきちんと作動するためには母に代表される「他者」を必要とし、そして「私」という表象や、さらに「言語」というシステムが、それを補塡しなければならないだろう。

第Ⅲ講「「私」が立ち上がるとき」では、その「私」というものの成り立ちを、根源的局面までたどることにより、二つの自己の系が見出される。ここではとくに、統合失調症の病理との接続がはかられることになる。できうれば、私たちの自己が自明なものとして与えられているのではないことが、理解されればと思う。

第Ⅳ講「言葉への道」では、精神科臨床の基礎をなす、言語について論じる。それは私たちの存在に最も近く、それゆえに開明が立ち遅れた領域である。言語の獲得は、人間にとって何かとても大切なものと引き換えになされるのであるが、それは忘却のかなたにある。こうした生成のドラマは、メランコリーという根源的な病理へと通じていく。

第Ⅴ講「臨床的他者論――患者とどう向き合うか」から、後半の臨床論に入る。私たちのいとなみは、ほかならぬ「他者」とかかわるものである。その他者とは徹底的に不可知であると同時になじみあるという両義的な存在である。臨床においていかに患者とかかわるかについては、ひとつの明確な原則があり、この両義性から必然的に導かれる。それはまた、受容と了解という、治療の主要な二契機の源泉となるものでもある。

第Ⅵ講「精神科面接の基礎」では、統合失調症の症例に基づきながら、日常的なコミュニケーションの図式を解体しつつ、面接の機能をその基礎から説きおこす。私たちはあらかじめ自分の中にある考えを言葉にするのではなく、語ることによってはじめて意味を受け取り、そして体験の主体となる。精神科臨床に携わる以上、この程度までは踏み込んで考えたい。

第Ⅶ講「治療と文化——臨床をとりまくもの」では、うつ病の事例をsick role（病者役割）の概念を中心にして読み解き、社会や文化というその外部が、いかに臨床に深くかかわっているかが示される。行政や経済がかつてないほど臨床に浸透している現在、私たちは、医療において、科学的事実よりも社会的文脈が先行しているということに、鋭敏な感覚をもっていなければならないだろう。

最後の第Ⅷ講「精神科臨床のゆくえ」では、近未来を予測するという、いささか無謀とも思える試みに踏み込む。すでに述べたように、精神医学はたかだか二世紀の歴史しかない制度であり、それは「人間」という概念と深く連動している。最後に、私たちの臨床のいとなみが、「人間」をめぐる最先端の現場であることが示されればよいと思う。

できうるならば、私は本書が「まばたき」のようなものであってくれればと願っている。まばたきは、世界の事実を何ひとつ変えることはない。だがそれは、潤いを与えつつ、まなざしを支え、そして一瞬の僥倖が到来すれば、それをよきものへと転ずる契機となる。

善き意志や悪しき意志が世界を変えうるとすれば、それはただ世界の限界を変えるのであって、事実を変えることはできない。……つまり、こうでなければならない。そのとき世界は、意志によって全く別の世界になるのだ。

ウィトゲンシュタイン『論理哲学論考』

本書を執筆するにあたっては、できるだけ平明な文章を心がけた。頁をめくっていただければ、すぐにおわかりいただけるだろう。筆者にしてみれば、いつになく、そして柄にもなく、読みやすい論考となったのではないかと思う。これ以上やさしくすると現実を偽ることになる、そうしたぎりぎりの線上で考え続けたことに、ほんの少しだけ自負がある。それゆえ、できれば最初から、一気呵成にお読みいただければと思う。

二〇〇五年二月三日　　五〇個の煎り大豆に向かいて

増補版　精神科臨床とは何か――「私」のゆくえ　目次

第III講 「私」が立ち上がるとき 65

第VI講　精神科面接の基礎　155

増補版　精神科臨床とは何か——「私」のゆくえ

第Ⅰ講　「精神」の扉を開く

さて、それでは講義を始めましょう。「精神科臨床とは何か」ということに、これから取り組むに際して、まず「精神」というものが、いったいどのようなものであるのか、第Ⅰ講ではこのことを考えてみようと思います。

〝Psychiatry〟という用語が示しているように、「精神医学」は文字通り、精神（psycho）に関する医術（iatro）です。実は、このような命名は他の科にはありません。ところが昨今、この「精神」というものの固有性、あるいは独自性というものがあやしくなってきています。その背景には生物学的精神医学の隆盛があります。生物学はもちろん重要な柱ですが、そのパラダイムはかつてないほど支配的になりつつあります。そうなると、私たちの臨床は、臓器としての脳を扱う身体医学に解消してしまうのでしょうか。それで足りないところがあれば、あとは心理士さんにお任せすればよいのでしょうか。しかし「精神」というものは、「脳」にも還元されなければ、「心理」に還元されるものでもありません。われわれの精神科臨床のいとなみは固有のものなのです。それゆえ、まずはこの「精神」というものをしっかりと基礎づけておく必要があります。

この第I講では、臨床のホットな局面から少し目を転じて、生命史という巨視的な観点から精神を位置づけてみたい。進化の過程をたどり、精神というものがどのように発生したのか、跡づけてみようと思います。

1 生命史を読む

まず進化の過程をたどってみましょう。地球が誕生してからわれわれ人類の祖先が発生するまでのタイムテーブルを図I-1に示します。地球が誕生したのが約四六億年前といわれています。最初の生命の起源が、三四億年前くらいです。そしてわれわれホモ・サピエンスがこの地球上に登場したのが、二〇万年前としておきましょう。これには諸説があって、まだ確定したわけではありません。二〇万年前というのは「イヴ仮説」と呼ばれているもので、ミトコンドリアのDNAの解析に由来しています。ミトコンドリアというのはご存じのように、女性の卵細胞にのみ由来するものです。この女性を通して綿々と伝えられてきた道を遡っていくと、最後には二〇万年前にいたアフリカ大陸のある一人の女性に収束するらしいのです。

さて地球誕生から現在までの四六億年間の中に、人類の歴史を書き込むとしたらどうなるでしょ

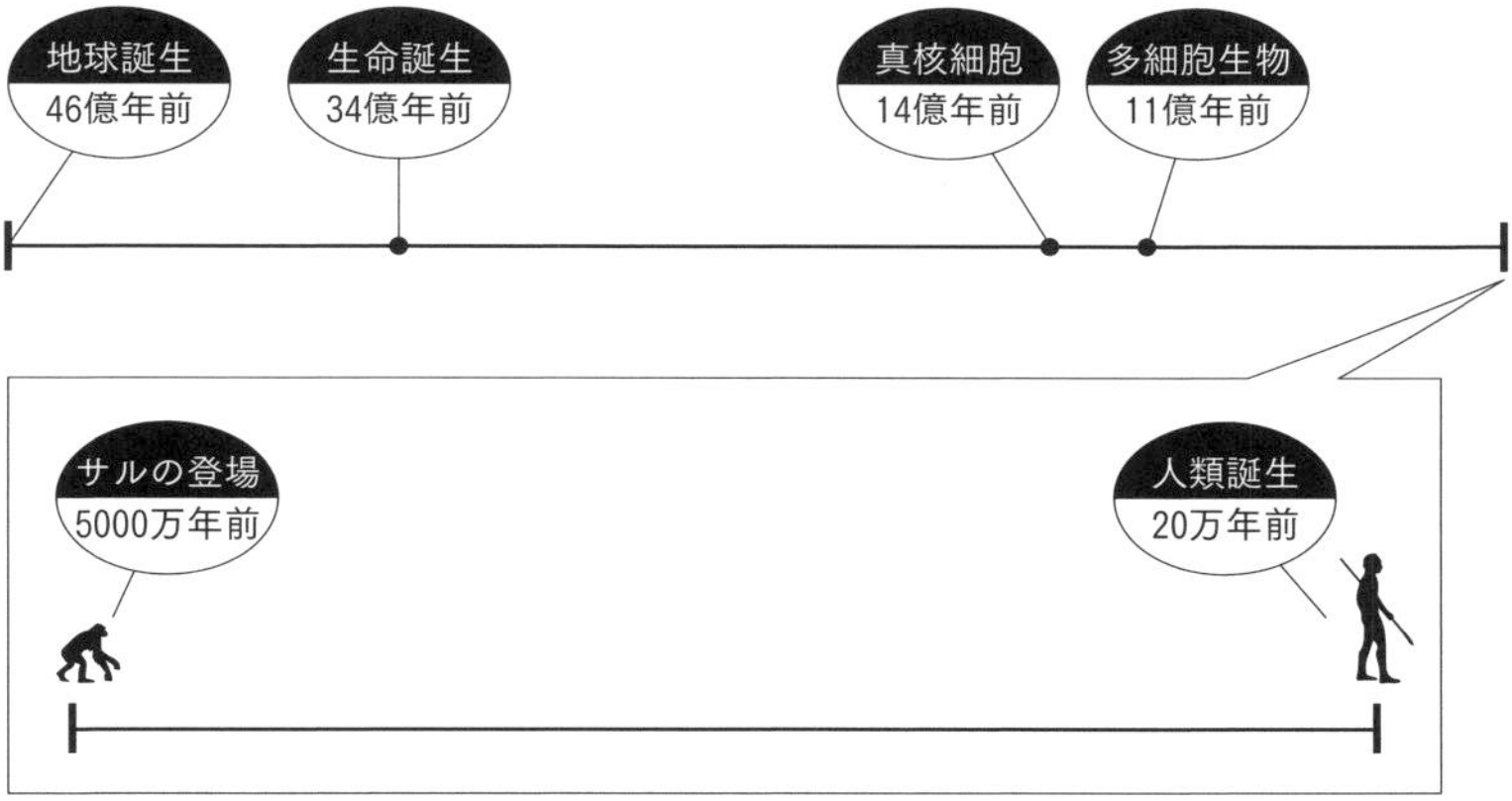

図Ⅰ－1

うか。図Ⅰ-1は、その四六億年を約一〇センチ（一〇〇ミリ）の線分で表したものです。四六億分の二〇万というと、大雑把にいうと一万分の一ですから〇・〇一ミリです。ですから人類が発生した時点をこの図の中に書き込むことは困難です。右端の縦に区切った線の中に入ってしまいます。

一方、サルが登場したのは約五〇〇〇万年ぐらい前です。これを図に示すとすれば、四六億分の五〇〇〇万ですから、約一〇〇分の一、つまり一ミリぐらいになります。かろうじて書き表すことが可能です。これを拡大して、サルの歴史を一〇センチの線分で表すと、最後の一ミリの中に人類の全歴史が入ることになります。

真核細胞の出現

三四億年の生命史の中で、重要な地点が二つあります。ひとつはもちろんサルから人類が誕生する地点です。もうひとつはというと、真核細胞が出現したことです。

真核細胞が登場したのは、これも諸説ありますが、一四億年前頃といわれています。大雑把にいえば、生命史の中間点ぐらいです。なぜこのことがそれほど重大なイベントであったかというと、ここからまさに進化の行程が加速されるからなのです。

それに先立つ二〇億年というのは、原核細胞の時代です。この間、生物は自分をとりまく環境とぴったり調和して生息していました。生命体は悠久の相のもとにあったのです。ですから、視点を変えれば、進化する必要がないというか、進化するためのドライブがかからなかったのです。

図I-2に真核細胞のイラストレーションを示します。原核細胞が、ほとんど核しかない単純な構造をしていたのに対し、真核細胞となると、細胞膜や核膜などの膜の構造が飛躍的に複雑になり、細胞質には小胞体であるとかミトコンドリアであるとか、われわれがかつて組織学の授業で習ったようなさまざまなパーツが含まれています。どうしてこのような劇的な変化が、一四億年前の近辺で起こったのでしょうか。原核細胞が環境と適合するあまり、二〇億年の間、さしたる進化もせず、永遠の相のもとにあったことを考えると、このあたりでおそらく環境の側に大きな変化が起こったのではないかと推測されます。

実際、真核細胞への発展に関する有力な説として、このあたりで地球環境の危機があったとする考え方があります。それは酸素濃度の上昇です。従来まで、地球の酸素分圧は〇・〇〇〇一%でした。ところが海ができ、藻が繁殖しはじめると、それが光合成を活発に行い、酸素を大気中に放出するというプロセスが進行します。そしてついには現在の地球における二一%に近い濃度に達する

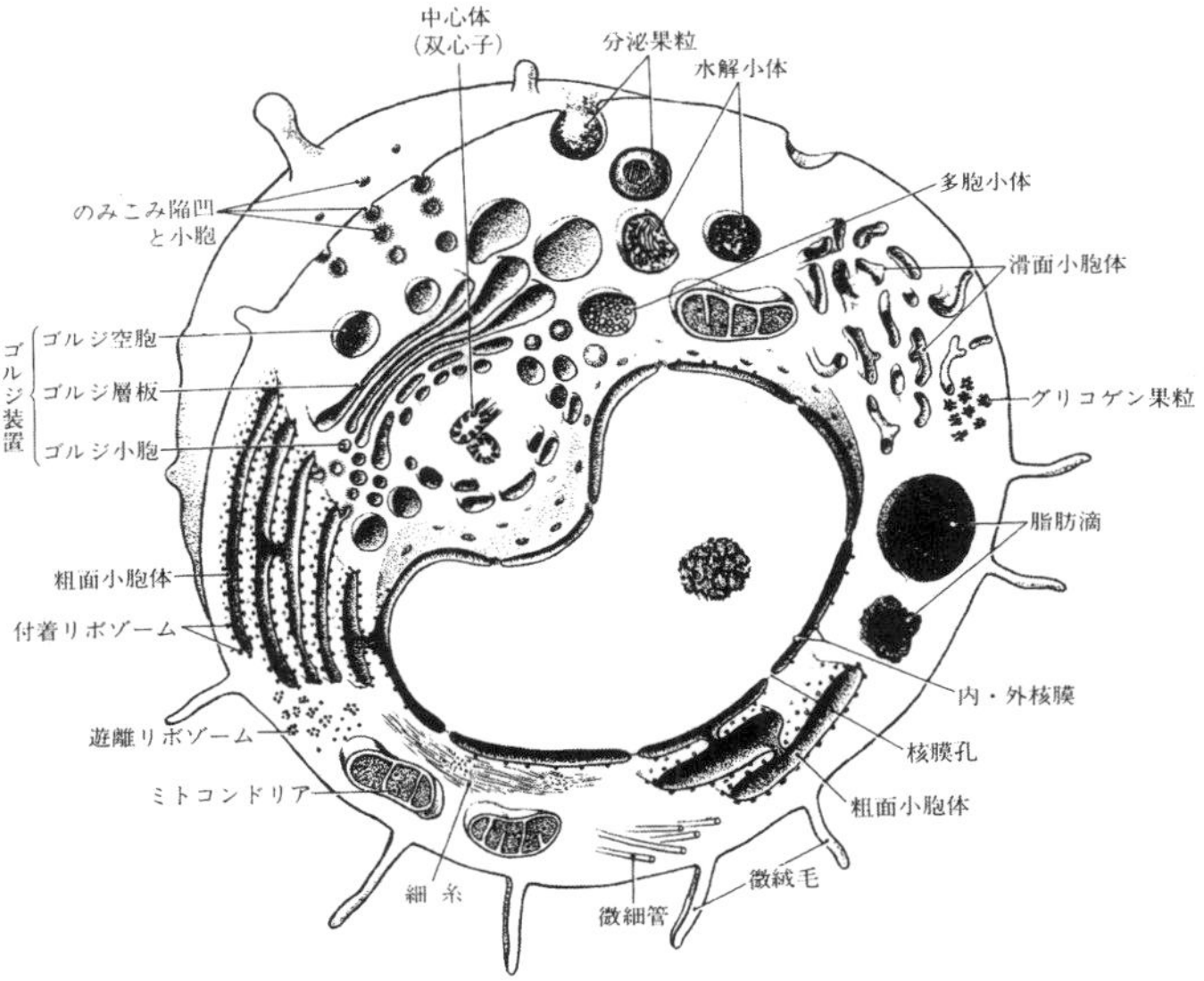

図Ⅰ－２　真核細胞

（藤田尚男、藤田恒夫『標準組織学 総論 第４版』p. 38、医学書院、2002年）

ことになります。これだけ極端な変化が短期間のうちに起こったらしいのです。

酸素というのは生存するためには必須のものですが、同時に、強い毒性をもったものでもあります。実際、われわれの老化を引き起こす大きな因子として活性酸素が問題にされるように、酸素とは生命体にとって危険な物質なのです。ですからこの時点で、大きな「環境汚染」が起こったと考えられるのです。

それに対して、生命はどのように立ち向かったのでしょうか。その「解」が真核細胞なのです。いろいろな生命体が寄り集まって、新たな生命の形を作り上げました。たとえばミトコンドリアは、先ほどいったように、独自の

DNAをもっています。つまりもともとは別の生命体だったのです。このミトコンドリアは、ご存じのように酸素代謝のスペシャリストです。こういうものを取り込み、共生することによって、細胞は高い酸素濃度という危機的な環境汚染をしのいだのです。

こうして真核細胞というハイブリッドな複合体が誕生しました。この複雑で大きなポテンシャルをはらんだ細胞の出現を契機として、進化のスピードは加速されることになります。

多細胞生物の出現（1）——死と個

一四億年前に真核細胞の誕生という画期的な事件が起こって、それからまもなく多細胞生物が生まれます。生命体は複数の細胞から形成され、生殖細胞と体細胞の二つの系をもつことになります。これによって、生物の風景は一変します。

というのは、それをきっかけにして、生命の主役が「遺伝子」から「個体」へと移行しはじめるのです。それまでの生命にとっては、遺伝子の複製ということが最も大きな命題でした。もっとも、遺伝子だけで生命のまさに生命たるゆえんが汲みつくされるわけではありませんが、それは脇に置いておきます。ともかくも遺伝子を連綿と伝えること、自分のコピーを作ることが生命の本質なのです（図I–3）。もちろん遺伝子は裸で存在するのではなく、細胞の中に包まれています。しかしこの段階では、細胞はあくまで遺伝子の乗り物にすぎないのです。ですからこの段階で、個体というものはありません。

図I–3をもう一度見ていただきたいのですが、最初の遺伝子Gが複製されて、AとBになった

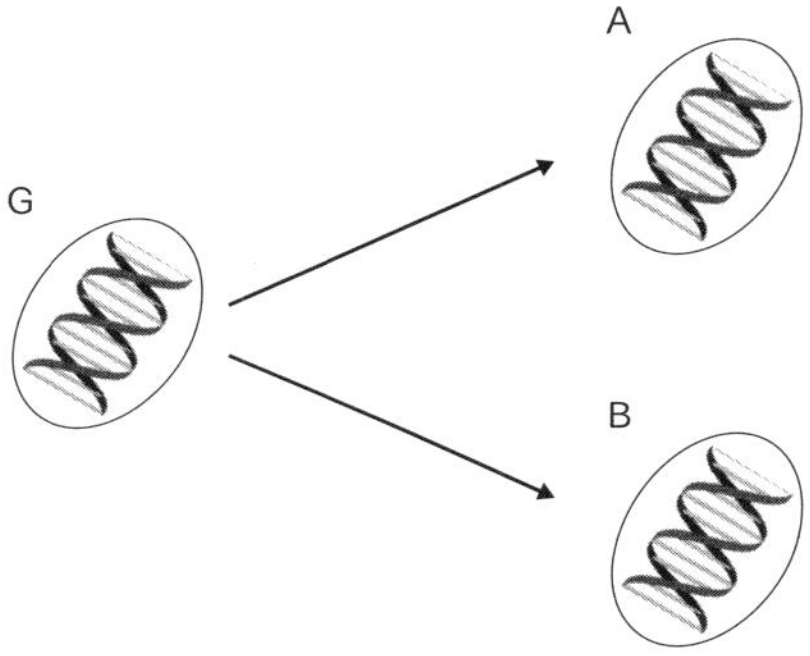

図Ⅰ－3　単細胞生物

とします。このとき、AとBはGに等しく、それゆえまったく同一のものです。ではAとBのうち、どちらがオリジナルでどちらがコピーでしょうか。先ほど自分のコピーを作ると言いましたが、それは物質レベルでの話です。AとBのどちらがオリジナルなのか、区別はつきません。それゆえ、どちらが親でどちらが子であるともいえません。そしてここには個体はなく、種という全体があるだけです。そ一つの細胞が消滅しても、それは単なる消滅であって死ではありません。

一方、多細胞動物ではどうなるのでしょうか。そこには体細胞という、今までなかったものが発生しています。これは、遺伝子の乗り物である生殖細胞の、そのまた乗り物という位置にあります。この細胞は、生殖細胞とは異なり、一代限りで途絶えます。実はここで大きな変化が芽生えているのです。体細胞は、本当に単なる「乗り物の乗り物」にすぎないのでしょうか。遺伝子が、おのれの自己保存や増殖のために有利だからといって、新たにそれを造るプログラムを開発したのでしょうか。もちろんこうした言い方

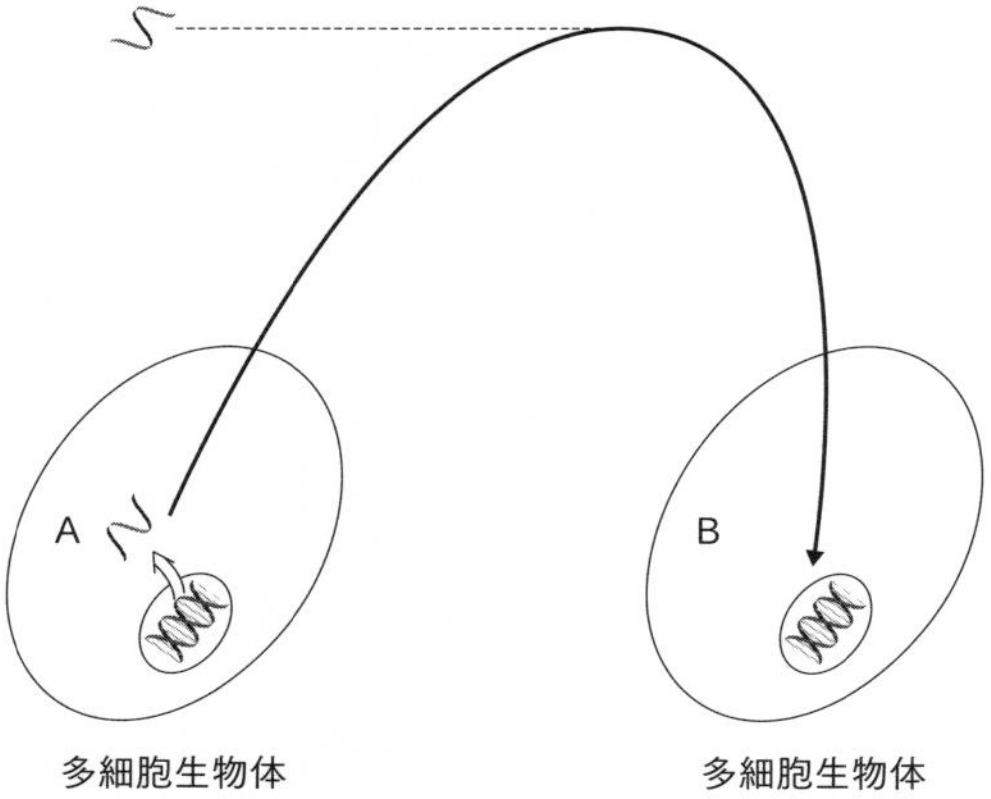

図Ⅰ-4　多細胞生物

は初歩的な誤りで、体細胞をもった種が生き残ったのだと言うべきですが。

それにしても体細胞は、その後の複雑で精妙な発展をみるとき、単なる付属物といってすますわけにはいきません。ここで起こっていることは、パースペクティヴ（視点）の移動です。すなわち、遺伝子からその乗り物にすぎなかった体細胞へと、主役の座が移動しはじめるのです。

このように視点を変えてみたとき、そこに「死」というものが現れます。遺伝子は引き継がれますが、体細胞は受け継がれません（図Ⅰ-4）。ここではAとBはそれぞれ異なったものです。死があることによって、この単なる乗り物にすぎなかったものは、一代限りのもの、代替のきかないもの、すなわち「個体」となるのです。それは遺伝子の支配から離陸して、自律的なものとなり、のちに人類にいたるや、ヘゲモニーを獲得することになります。私たちがごくあたりまえと思っている「個」というものは、一〇億年以上前に起こったこうした出来事の中にその起源をもっているのです。

多細胞生物の出現（2）——セクシュアリティ

ところで多細胞生物の場合、AとBでは遺伝子の組成もまた異なります。Aの遺伝子は半分受け継がれ、あとの半分は他の個体からやってきて、新たな複合体としてBが形成されます。AとBは親と子の関係になる。Aは自分の遺伝子を伝達して、自らの生を終えます。AもBも個として存在することになります。

例外はあるにしても、多細胞生物では遺伝子はそのまま複製されて受け継がれるのではなく、有性生殖の形をとります。ここに、生殖といういとなみが始まります。こうして生命をめぐる風景はがらりと変わるのです。

死というものが、個体というものを生み出したと言いました。つまり死とは、個体の可能性の条件であり、同時に個体を文字通り消滅させるものです。では性とはどのようなものなのでしょうか。個体の観点に立てば、性もまた個をはみ出すものなのです。今しがた個体に視点を移したばかりなのですが、かといって、個体が完全に遺伝子に対して宗主権を獲得したわけではありません。それらは個の論理には服さず、個としての私たちを脅かします。それは、個を横断して、子どもという新たな個体を生み出します。

個体の中に仕掛けられたこの「性」という起爆剤は、われわれにとってしばしば度し難いものとなります。今ではかつてほど青年を震撼とさせるものではなくなったのかもしれませんが、性は思春期において私たちを内側から揺すぶります。個として確立すべき時期に、個を内側から突き破るドライブもまた目覚めるのです。エクスタシー（忘我）という言葉が示すように、一瞬にせよ、主体の消失を経験することになります。そして生殖は、「他の性」という不可知なものに、例外的に接近することを要請するのです。

このようにみるとき、真核細胞から多細胞生物の発生が、生命史上なにゆえ重大なものであるかがわかると思います。両者のインターバルは約三億年です。これは生命進化の歴史からみれば、短い期間です。そして多細胞生物という生命の形は、一挙に、「個」、「死」、「性」という重大なモメントを生み出したのです。

サルからヒトへ――失楽園

生命史上の第二のランドマークは、もちろん人類の誕生です。この地点には、単に「進化」という用語でくくるには、あまりにも劇的で、しかも逆説的なことがはらまれています。ダーウィンによって、人間の自己愛は大きく傷ついたといわれますが、サルとヒトの間には、大きな断層が横たわっているのです。そこで、まず、われわれに先がけて登場したサルについてみておきましょう。

サルというのもまた、進化史上、例外的な生き物のようです。[*1] このことをチンパンジーに即してみてみましょう。チンパンジーは熱帯雨林に棲息しています。熱帯雨林というと、随分過酷な環境ではないかと想像するかもしれませんが、まったく異なるらしいのです。まず涼しくてしのぎやすい。真夏の暑い日に木立の下をくぐり抜けると、ひんやりと涼を感じることでもわかると思います。

そして食べ物がふんだんにあふれています。ですから飢えるということがありません。さらに天敵がいないのです。動物のドキュメンタリーなどを見ると、ヒョウに襲われたりするシーンなどが出てきますが、それは例外的なことのようです。地上から一〇メートルも上の木々の作る空間の中に棲んでいますから、外敵の脅威がほとんどないのです。こうしてみると、チンパンジーは生命史上はじめて、ユートピアというものを実現した生命体なのかもしれません。

しかし、そうなると問題が生じます。それは繁殖の問題です。これは種というもののもつ宿命なのですが、同種の個体が、ある空間に一定の限度を超えて増えた場合、その種は絶滅することになります。人類だけはまだこの法則を免れているようですが、今後どうなるかはわかりません。そうすると、チンパンジーにとって、絶滅しないためには個体数を調整しなければなりません。より厳密にいうなら、チンパンジーはそれほど繁殖しなかったがゆえに、絶滅せずにすんだということになります。彼らの受胎調節は次のようなものです。まず、基本的には単胎出産、つまり一度に一匹しか産みません。そして妊娠期間が人間並みに長く、それによって出産のサイクルが延長します。さらに子育ての期間が長い。チンパンジーの子どもは、ヒトの子どもよりはるかに自立していますが、母の首に手をかけてぶら下がったまま、二〜三歳まで過ごします。

こうして、妊娠期間が長くなり、一回に産む個体は一匹であり、そして子育てが延長するということによって、受胎調節が可能になりました。このことは人類にも受け継がれます。ただ、三つ目

＊1　参照：河合雅雄『森林がサルを生んだ——原罪の自然誌』平凡社、一九七九年

の子育てに関しては、チンパンジーの方がよほど上等にできているのかもしれません。

こうしてわれわれの原型となる生命体が出現しました。ではここからヒトへはどのように飛躍したのでしょうか。もう一度、真核細胞が発生した事情を思い出してください。あの時には、大気中の酸素分圧の劇的な上昇というクライシスがあり、それが進化における飛躍をもたらしたのです。ですから、この人類の誕生という出来事にも、似たようなクライシスがあったのではないかという推測が成り立ちます。

厳密にはまだわかっていないと思いますが、ひとつの有力な仮説として、このユートピアであった熱帯雨林が、なんらかの事情で消滅したのではないかというのがあります。たとえば、熱帯アフリカの北に広がる広大なサバンナは、かつては熱帯雨林だったともいわれています。こうしてサルが熱帯雨林という楽園から追放されたということが、人類の誕生に先駆する出来事だったのかもしれません。また推測の域を出ないので、事実かどうかはわかりません。しかし、聖書におけるアダムとイヴの失楽園のエピソードにみられるように、われわれの集合的無意識の中に、それはかすかに記憶痕跡をとどめているのかもしれません。事実にせよ、メタサイコロジカルなレベルにせよ、「失楽園」というものが、人類の起源に書き込まれているのではないでしょうか。

2　人類は自然に逆らって進化した

脳の肥大と直立歩行

では、サルからヒトへの変化で、何が重要なのでしょうか。両者を比べたとき、最も重大な差異は何なのでしょうか。

授業の時などに学生に質問してみると、言葉を話せるであるとか、道具を使うことであるとか、さまざまな回答がなされます。いずれも正しいと思いますが、進化という文脈では、「直立歩行」と「脳容積の増大」の二つが最も重要なことであると思われます。

両者がそれぞれ人類の優位性に大きく寄与したことは明らかです。直立歩行はわれわれに手を解放し、それによって、サルとは比較にならない器用な動きが可能になりました。脳容積はチンパンジーの約二倍になりました。これによって知能も飛躍的に発展することになります。こう考えると、なにやらよいことばかりのようです。

しかし少し考えてみてください。実は、ここできわめて奇妙なことが起こっているのです。図I–5は、ヒトとシヴァピテクスという類人猿の骨格を比較したものです。脳の肥大と直立歩行、この二つを組み合わせるとき、どのようなことが起こるでしょうか。

ひとつは物理的なことです。頭が重くなるのに、それに逆らうかのように、直立するのです。これは理屈に合いません。直立歩行をするなら、頭部が軽くなるのが筋というものです。頭を大きくするなら直立するべきではありません。その結果、人体はきわめて不安定なものとなりました。人類の運動能力は、大変拙劣なものです。動物のもつ動きのしなやかさ、美しさ、敏捷さをみるとき、そのぶざまさは目を覆わんばかりです。

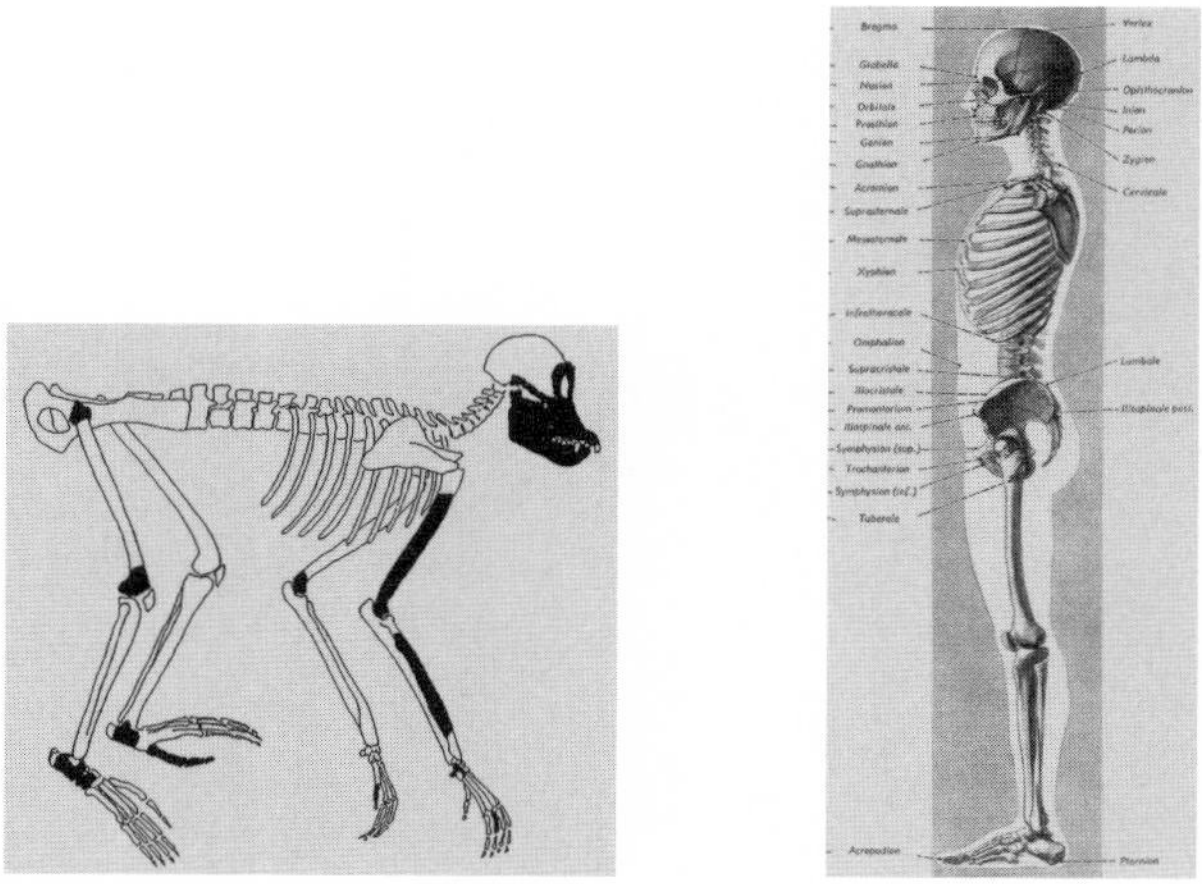

図Ⅰ－5　類人猿からホモ・サピエンスへ

（左図：諏訪元「人類の成立」松沢哲郎、長谷川寿一編『心の進化』p. 214、岩波書店、2000年／右図：*Pernkopf Anatomy: Atlas of Topographical and Applied Human Anatomy*. 2nd edition. vol. I, Urban & Schwarzenberg, p. 3. 1980）

いまひとつはさらに深刻なことです。直立することによって、骨盤腔が狭くなります。つまり、産道が狭くなるのです。そしてこの狭くなった骨盤腔を、容量が倍ほどにもなった頭が通らなければならないのです。種として絶滅するリスクを抱え込む方向に、無理やり進化しているようにも思われます。自分の遺伝子を次の世代に伝えていくことが生命の生命たるゆえんであるとすれば、その根幹を危機にさらしていることになります。実際、有史以来、人間のお産はそのつど大きなクライシスであり、自然には行われません。文化や技術がそこに介入します。私たちは生命の連鎖を自然に任せることができない種なのです。

口唇の誘惑

ここで徹底的に理解しておくべきことは、

人間という生命体は、自然の流れであるとか、進化の合目的性というようなものに逆らって、生まれてきたということです。人間がいかに不自然な動物であるかということを、いくつかの例を通してみてみましょう。

もし動物の視点からわれわれの体を眺めてみると、直立歩行と脳の肥大以外にもさまざまな奇妙なものを発見するでしょう。たとえば唇です。口唇というのは、よく考えてみると、不気味な器官です。漱石の「猫」も、生まれ落ちてまもなく人間と出会ったとき、戸惑いながら眺めていたのではないでしょうか。

どこが不気味かといえば、粘膜が外に出ているところです。つまり皮膚は外、粘膜は内という法則がここで破られているのです。言い換えれば自然の境界が侵犯されているのです。いったいどんな利点があるというのでしょうか。哺乳や捕食に有利というわけでもなさそうです。なぜなら、傷つきやすい粘膜をわざわざ外に出すことはないでしょう。言葉を話すことには多少関係がありそうです。そのことによってより多彩な発音が可能になったのかもしれません。

口唇の畸型性と最も関連するのは、おそらくセクシュアリティなのでしょう。精神分析を持ち出すまでもなく、口唇は単なる栄養と空気の通過する開口部にとどまらず、性的な欲望の交錯する場なのです。先ほど性が、個体としての自己を、内側から壊乱させるものであると述べましたが、それはまさに外へとめくれあがっている口唇の形態に、具体的な形をとって現れています。人間のセクシュアリティとは、自然の中に組み込まれているのではなく、それを突き破っているのです。言葉や性というものが示しているように、唇は人間という存在が、完結して閉じられたものではなく、内から外へと開かれ、めくれあがっているものであることを物語っているように思えてなりません。

退化の逆説

こうした議論は科学的ではないように思われるかもしれませんが、口唇にかぎらず、人間の身体を目的論的に理解するには、一定の限界があります。たとえば、すでに指摘したように、人間では運動能力が著しく劣化しています。何のためにそうなったのか、その目的を理解するのは困難です。それよりも、次のような逆説を押さえておくことが大切です。つまり、退化したがゆえに、それをカバーするように、文化や技術を発達させたのであると。実際、運動能力が低下したのを補うために、人間はいろいろ工夫をします。武器を使ったり、罠を仕掛けたり、そうすることによって、より強い他の種を凌駕する。欠点を補充し、その補充するものが発展するというパターンです。武器や罠ならチンパンジーでも初歩的なものであれば使えそうですが、人間の場合、「文化」という生命とは別の進化の系を爆発的に発展させてゆくのです。

簡単な例として体毛を考えてみましょう。人間の身体のいったいどこに体毛が生えているかを考えると、ほとんどその意義は理解できません。一番豊かに生えているのは頭髪です。これはなぜでしょうか。大切な頭を守るためと考えられなくもありません。しかしそれなら頭蓋骨で十分ですし、禿げていることが生存に不利とは考えにくい。もしかしたら、グロテスクに大きくなったところをカヴァーしているのかもしれません。それ以外の体毛も、ほとんどその目的はわかりません。体毛の生えていない皮膚を纏《まと》うことによって、発汗を促進し、よりサイクルの早い代謝を可能にしたともいわれますが、水分の欠乏につねにさらされるという弱点を抱え込みました。

体毛が、体温を保持し、外力から身を守るのを目的とするなら、人間の皮膚は明らかに退化したものです。ところがここに退化の逆説があります。人間は体毛が落ち、劣化した代わりに、その欠点を補うべく、衣服を発明しました。そしてさらに、その衣服が高機能なものとなり、文化的なもの（ファッション）へと発展を遂げるのです。つまり欠陥を補充する、補充するものによって他の種を凌駕する、あるいは文化を造っていくという構図があるのです。この逆説をつかんでおいてください。人間が無条件に他の動物に対してすぐれているといわんばかりの教科書的な教えとは、きっぱり手を切らねばなりません。

「本能」の狂い

人間が畸型種であることを示す事実として、生物に備わっているはずの「本能」というものが狂っているということが、しばしばいわれます。本能というものが、はたして科学的実体があるものなのか知りませんが、精神分析学では本能の狂いが重要なテーゼであることからも、それほど的外れな想定ではないと思われます。少なくとも人間以外の動物は、環界と調和して生を営んでいるように思われます。本能とは、こうした生命的なものを統制する力、ないしは統制された生命的な力のようなものであるとイメージされます。

このことを理解してもらうために、私は学生に次のようなきわどい質問をすることがあります。それは、「人間はいったいどうしてパンツをはくのか」という問いです。授業中にあてると、大抵は困った顔をします。最もよく聞かれるのは、「恥ずかしいから」という答えです。

精神科医に同じ問いをした場合には、さすがにもう少しひねって回答してくれる場合があります。この質問には少し狡《ずる》いところがあって、何かパンツをはくもっともな理由が正解としてあるかのように尋ねています。ですから聞かれた方は、その理由を一生懸命考えるのです。ここで発想を転換する必要があります。つまり、人は恥ずかしいからパンツをはくのではなく、パンツをはくから恥ずかしくなるのです。

つまりは、欲望を統制するためには、パンツのような文化的な仕掛けが必要だということなのです。そうしないと、人間は自分の本能の正当な対象を見失ってしまいます。パンツは、「ほら、君の欲望の対象はこの向こう側にあるのだ」と導くのです。フロイトは「人間の性器はそのものとしては美しくないのに、欲望をかきたてるのはなぜなのか」と自問していますが、露出された性器はかえって欲望を萎えさせるのではないでしょうか。パンツは、ある種の帳《とばり》をかけることによって、その帳の向こう側に何か魅惑的な対象があるかのような幻想を引き起こす効果があります。つまり人間の欲望とは、単なる性欲の発露ではなく、文化や社会によって媒介され、そして幻想に縁取られたものなのです。

フェティッシュ

人間の場合、問題となるのは「本能」ではなく、「欲望」です。そして欲望は生物学的な規定から脱線し、離陸したものです。それは食欲や性欲などの生命的なものにとどまらず、文化的なもの全般に広がっています。われわれの生活の広範な領域に、この奇妙なものは浸透しているのです。そのことは、普段はごく自明なものとして受け取っているものを、あらためて考え直してみると明らかになります。

たとえば貨幣というものを考えてみましょう。教科書的にいえば、お金は物を、商品を買うためのものです。交換のためのものです。私は経済学や貨幣論には疎いので、くわしいことはわかりませんが、商業とは元来、異なった価値体系のもとにある共同体の間で行われるものといわれます。ある共同体ではさほど価値のないものが、別の共同体では高く売れると、取引が成立します。かつては貨幣もひとつの商品でした。子どもの頃、足利義満の朱印船貿易で、明銭が日本の輸入品であったことを学んだとき、なぜ貨幣を買うのかよくわからなかったことを覚えています。しかし、そのうち貨幣は特権的な商品となり、すべての商品と交換可能な位置を占めるようになります。

貨幣というのは、考えれば考えるほど不思議なものです。貨幣が金などの希少な物質で造られていたときには、それに価値があるのはなんとなくわかります。しかし金に価値があるのはなぜでしょうか。物質としては、金箔のように薄く延びたり、酸やアルカリに腐食しないという特質がありますが、これらは金の価値のほんの一部です。では希少であるという商品価値のなせるわざなのでしょうか。それなら金より希少な物質はいくらでもあります。美しいからでしょうか。それはおそらくあるかもしれません。しかし金の価値は、こうした属性だけからは説明されそうにもありません。金というものには、こうした理屈を超えて、どこか人間の欲望を惹きつけるような妖しげなものを感じます。

現在のような貨幣形態ではどうなのでしょうか。金とは異なり、われわれのもっている紙幣や硬貨には、それ自体ではほとんど何の価値もありません。ですから純粋な交換価値にまで抽象化されたものです。あくまで交換価値しかありません。ですからあらためて貨幣とは何かと聞かれたら、それは「他の商品を買うためのもの」というふうに答えることになります。

ところがそう簡単にはいきません。われわれの欲望はここで転倒を起こします。もちろん物は欲しい。しかしそれよりも「お金が欲しい」となるのです。これはいわゆるフェティシズム、あるいは物神化という人間固有の病です。こういうと、「お金が欲しいのは物を買いたいからだ」と反論されるかもしれません。あるいは「買いたい物がなくとも、とりあえず貨幣は確保しておくべきである」といった具合に、怜悧な経済行為として語られるかもしれません。しかし人間のお金に対する欲望の禍々しさは、それをめぐるさまざまな悲喜劇を見るにつけ、こうした理屈で尽くされるものではないことが思い知らされます。本来は純粋な交換価値しかもたないもの、つまりはそれ自体ではなんらの価値もないはずのものが、不思議な魔力をもつのです。このように人間の欲望は、生物学的欲求にも合目的的説明にも還元することのできない不可思議なものなのです。

また、お金というものは、欲望が自己の中で完結しているものではないことを物語っています。貨幣を支えているのがとりあえず交換価値であるとすると、当然のことながら、他人もまたお金でものが買えることを承認しているということを前提にしています。それがなくなれば、一挙に暴落して紙屑同様になるでしょう。これは制度としての問題にとどまりません。他人もまたこの貨幣を欲するということが、それ自体として何も価値のないはずのものを、欲望の交錯した特権的な対象

表Ⅰ－１　畸型としての脳

１．自然に逆らった巨大化
　　運動能力の劣化、出産の困難
　　莫大なエネルギーを消費し、過剰に睡眠をとる
　　休息するのが拙劣である
　　いったん失調すると修復が難しくなる
２．自立できない臓器
　　「大きな中枢」という矛盾
　　目的のない臓器
　　自己完結せず外に開かれた臓器

にまで高めるのです。他人が欲望するものを欲望する、ここにもまた人間の欲望の不可思議さが読み取れます。

3　脳は畸型臓器である

この講では、繰り返し、人間というものが生命連鎖から離脱してしまった存在であることを示してきました。そして人間の中で、そのことが最も顕著に現れているのが、脳なのです。逸脱した進化の最先端がここに集約されています。

ありていにいってしまえば、脳は臓器として考えるとき、畸・型・なのです。その理由をまとめて表Ⅰ－１に示します。

大きすぎることの弊害

ともかく脳は大きすぎる臓器なのです。そのことを実感するために、図Ⅰ－６を見ましょう。これは学生時代に使ったペルンコップの解剖図譜からとってきたものです。いかにもグロテスクに肥大した臓器です。やはり固い頭蓋骨の中にしまいこま

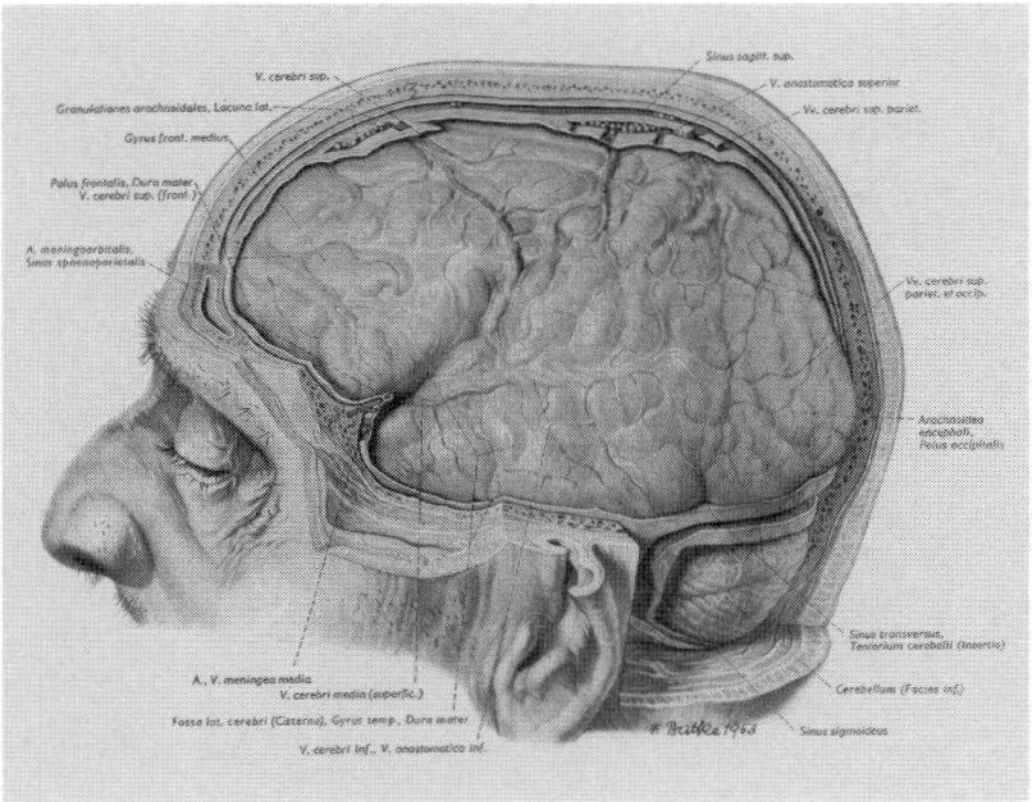

図Ⅰ－６
（前掲書 *Pernkopf Anatomy*, p. 29）

れ、さらには頭髪でカムフラージュした方がよさそうです。

すでに指摘したように、この巨大化は直立歩行とともに生じたものです。それによって、身体能力は大幅に劣化し、出産は危険なものとなりました。そもそもが自然の流れに逆らった巨大化なのです。

脳自体に即してみても、巨大化はさまざまな弊害をもたらしています。まず、この臓器の代謝に対して、莫大な酸素と栄養を供給し続けなければなりません。血流量の五分の一は脳に割り当てられます。身体の中で最も無酸素に弱い臓器です。そのうえ、ほぼグルコースしか代謝しないという偏食家です。

莫大な栄養とともに、莫大な休息を要します。私たちは、人生の四分の一、あるいは三分の一を寝て過ごさなければなりません。もっぱらそれは脳を休ませるためです。実際、脳を休める睡眠と思われるノンレム睡眠が幅を利かせています。それは優先的に出現し、大半の時間を占めることになります。系統的に古いレム睡眠は睡眠相の最後に押しやられ、明け方にしてようやく活発に活動しはじめることになります。

人間の寝ている姿態ほど無防備なものはありません。仰向けに堂々と寝てはばからぬ動物は、おそらく人間くらいのものでしょう。そして容易には覚醒しません。つねに臨戦態勢にある動物のレム睡眠とは異なり、ノンレム睡眠で深睡眠ともなると、なかなか目覚めません。われわれは命を危険にさらしてまで、脳を休ませているのです。

これもまた大きすぎることの弊害と思われますが、睡眠と覚醒の切り替えがスムーズにはいきません。大型コンピュータと同様に、立ち上がるのに時間を要します。朝すっきり目覚める人もいますが、本格的に活動しはじめるまで、一定の時間が必要です。そして、入眠することはしばしば厄介な課題になります。とりわけ現代社会では、健康な人でも、睡眠のためには若干の工夫を要するでしょう。

莫大な休息が必要だと言いましたが、不眠という現象にみられるように、脳は休むのが苦手です。これは第Ⅱ講でも触れますが、普段よりも一層休むのが必要なときにかぎって、うまく休めないという皮肉なパターンが生じます。疲労するとかえって興奮するというメカニズムがあるのかもしれません。他の臓器にはあまりそういうことは起こりません。胃腸の調子を崩したら、暴飲暴食を避け、おなかにやさしいものを摂取するでしょう。骨折すれば動かさずに回復を待つでしょう。要は安静を保つような態勢をとるのです。それに対して、脳が疲労したとき、われわれは心配し、あせり、あるいはくよくよして、そのつど脳を興奮させるように仕向けるのです。

こういう脳ですから、失調すると修復するのが大変になる場合が生じます。今しがた述べたように、休みべたであることが不利な条件となります。そしていったん失調すると、複雑で精妙なシステムであるだけに、障害は入り組み、もつれ、あるいはあちこちに飛び火し、手当てをして回復させるのが厄介になる可能性があります。単純なものほど修復も簡単であるという理屈です。複雑であることは、もちろんネガティヴな側面だけではありませんが、精神の病がしばしば回復困難になることの大きな要因となっています。

自律できない臓器

大きすぎることからさまざまな問題の系が導かれますが、その中でも最も重要なことは、脳は自律的に機能できない臓器である、ということです。これは本書の前半のライトモチーフとなります。次講でくわしく論じますが、まず生まれ落ちたとき、脳は個体が生き延びていくために必要な行為を発動させることができません。他人が助けてくれなくてはならないのです。具体的にいえば母の支えです。年月をへると、やがてわれわれは生意気に口が利けるようになり、一人前の格好をつけて、いかにも自分は自律しているようにふるまいます。他人の助けなど、すでに過ぎ去った子ども時代のことであり、一時的な手助けにすぎなかったのだといわんばかりです。しかし脳は、その出発点において他人を必要不可欠なものとしたのです。これは厳然たる事実であり、脳の機能を決定的に規定するものです。脳はその回路に他人を組み込んでいるのです。

乳幼児の脳というのは成長の一段階にすぎないのだという反論があるかもしれません。それなら大人の成熟した脳を考えてみましょう。なるほど立派な中枢と呼ぶに値する精妙な臓器であるといえるかもしれません。しかし、ちょっと考えてみていただきたいのですが、中枢というのはいったい何でしょうか。

私がつとに疑問に思うのは、中枢がこれほど大きくてよいのか、ということです。生命に関していうなら、その中枢ははるかに小さくてすみます。実際、人間の脳においても、生命中枢は間脳、視床下部、脳幹などの局所に集中しています。そして臓器の奥深くに埋め込まれています。

そのほかの広大な領域は、何のために開拓されたのでしょうか。少なくとも生存のためではなさそうです。中枢という言葉から、われわれは文字通り、ある種のセンターをイメージします。それは周縁に対する中心であり、ピラミッドの頂点のようなものです。それに対して巨大な脳は、凡庸なたとえを使うなら、元首が複数いる国家、指揮系統がいくつもある軍隊のようなものかもしれません。というより、明確な中心はどこにもありません。どなたか「脳の中心」というものがどこにあるのか知っていたら教えていただきたいものです。ですから今しがたの拙いたとえより、もっと緩い組織をイメージした方が、より事実に即しているでしょう。

脳は、自分以外の身体組織に対しては、ともかくも支配権をもち、統制しているようにみえます。しかし、ことおのれ自身に対しては、自らの力で自らをコントロールしているとはいいがたいのです。その機能はいつ何時、暴走したり、失調を起こしたりするかもしれません。つまりいつまでたっても自律できない臓器なのです。

外に開かれた脳――「精神」という系に向けて

中枢としては巨大すぎる脳、そしてそれゆえに自律できない脳は、いかにして一定のまとまりをもち、安定して機能することができるのでしょうか。脳の中に中心があるわけでもなければ、脳をコントロールするさらにまた別の中枢なるものがあるわけでもなさそうです。

それゆえに脳は、外からの助けが決定的に必要なのであり、そのことを自分が正常に機能するための必要条件として、あらかじめ組み込んでいるのです。まず母に代表される他者が必要です。他者からの働きかけがなければ、生存もできなければ、脳のさまざまな機能が触発されることもありません。言葉もしゃべれないでしょう。つまり、脳は外へとその回路が開かれているのです。それは単に生命体と環境の関係の延長線上にあるものではありません。本来、おのれの中枢の中にあるべきはずのものを、自己完結的に保持しえないということです。

母という他者を必要とすること、他者を不可欠の要素として必要とするという乳幼児期の事実は、長じては社会というものに置き換えられます。われわれは、悲しいほどまでに、骨の髄まで社会的存在なのです。私たちの脳は、「社会化された脳」であるともいえるかもしれません。

ここで、退化にまつわる逆説を思い起こしてください。脳は巨大化しました。しかし生命という観点からは、それは畸型であり、自律できない臓器です。いわば退化しているのです。脳の大部分をしめる生命中枢以外の領域は、いったい何のために造られたのでしょうか。狭い空間の中に、膨隆し、襞を折りたたんでひしめき合う脳髄、生命という観点に立つかぎり、そこには「目的」を見出すことができません。

しかしここで逆転が起こるのです。生命的に逸脱したからこそ、それを補塡し、その補塡したものが新たに高度な系を発展させるのです。再び同じ例を持ち出すなら、身を守るものとして退化した皮膚が、衣服という系を生み出したのと、似たような理屈です。

人類の脳は、自律できないがゆえに、その回路の中に、他者を、そして社会を組み込みました。さらにそれにとどまらず、脳が機能するために、「私」という表象を作り上げ、そしてまた言語を発明したのです。これら一連の系は、もはや脳という物質的、生物学的次元には還元されないものなのです。すなわち「精神」が出現したのです。つまり、ここで進化はまったく新たな局面に突入することになったのです。

ベルクソンという哲学者は、進化の系統樹について、それがある地点から二つに分枝することの意義について考えました。片方の樹は、昆虫という極にいたります。生命という次元にとどまるなら、そして生命に目的があるなら、昆虫はその到達点といえるほど、調和がとれ、精巧な生命体です。神の被造物として、完成の域に達しているといえるかもしれません。

もう一方の枝の極はもちろん人類です。こちらの樹にははたして目的があるのか、覚束ないものです。しかし、今みたように、この樹は、生命というものから離陸する方向に発展するものなのかもしれません。

目的のない臓器としての脳、そこからまさに精神というものが開かれる、われわれはようやく「精神」の入口にたどりついたようです。

第I講を簡単に振り返ってまとめておきます。私たちは生命史をたどってみましたが、その中には二つのクリティカルな地点がありました。それは真核細胞と人類の出現です。両者とも、生命をとりまく環境の危機、真核細胞の場合には酸素濃度の飛躍的増大、人類の場合には熱帯雨林の消失という失楽園、こうした環境との不調和が飛躍を可能ならしめたと推測されました。また、真核細胞から多細胞生物にいたると、遺伝子の乗り物にすぎなかった生命体に個という次元が出現するのをみました。そこでは死と性という二つの重要なモメントが誕生し、後に個を内側から揺さぶるものとなります。

人類の誕生において、進化は生命から離脱しはじめます。そして人間が生命という観点からみればいかに畸型的生物であるかが、身体や本能のありようを通して示されました。こうした生命からの逸脱が最も集約されたのが、脳という臓器です。直立歩行したにもかかわらず巨大化するという暴挙のはてに生み出されたこの臓器が、いかに自律性を欠き、機能的にも畸型的な器官であるかがさらに示されました。そして、退化にまつわるある種の逆説によって、この畸型臓器こそが、外に開かれた回路をもち、「精神」というものが立ち上がる舞台であるという地点にようやくたどりついたのです。

第Ⅱ講　脳と心

第Ⅱ講では「脳と心」という問題を取り上げます。精神科臨床に携わる者にとって、この二つの関係がどうなっているかということは、避けて通れません。もちろん容易に解きほどくことができる問題ではないのですが、一定の見通しをしっかり立てておきたい。多少難解な議論に踏み込むかもしれませんが、取りかかってみましょう。

まず第Ⅰ講のことを思い出してください。進化の過程をたどっていくと、最終段階で出現する人間の脳というものは、生命という観点からみるなら、不自然でそして畸型的な臓器であるという結論に達しました。そして、脳は「外」という次元がなければ立ち上がらず、作動しないことを確認しました。脳と心の関係を考える場合、このことをまず押さえておかないとうまくいきません。しかし「脳と心」に関するほとんどの学説は、こうした基本的な問題を無視しています。そのうえでこの大命題に取り組もうとするわけですから、袋小路に入ってしまうのはある意味であたりまえなのです。それだけならまだしも、不毛な対立を生んでしまうことにさえなります。精神医学が誕生したのは、ピネルを起点とするなら、一九世紀の初頭です。その一九世紀からすでに、器質論（生物主義）と心因論（心理主義）の対立がみられます。そして、それは現在にいたるまでなお変奏され続けており、一層深刻な問題となっています。今は生物主義が優位になっていますが、対立にせよ、一極への集中にせよ、それらは精神医学を大変貧相なものとしてしまいます。こうした不幸な構図から脱出するための手がかりを、なんとか見出してみましょう。

1　脳と心の関係について――先人たちはどのように考えてきたのか

還元論（脳）

これまでに提出された脳と心についての学説は、大雑把にまとめると、表II-1に挙げたように、四つくらいに集約されるように思います。これ以外にもあるかもしれませんが、とりあえずひとつずつ検討してみましょう。

一番目は、心を脳に還元するという立場です。医学教育を受けた者には、さしたる抵抗もなく受け入れられるものかもしれません。これは結構強力なテーゼです。シンプルですが、それゆえに反駁しにくいので、なかなか厄介なものです。

たしかに、心というのは脳を舞台装置にしています。脳がなければ心もないだろうということは、

表Ⅱ－1　脳と心の関係についての諸説

1．心は脳にほかならない（心は脳の結果である）
2．心は脳の機能である
3．心と脳は同じものである
4．心は脳を内に含む

とりあえず認めざるをえません。しかし問題は、ここからすぐさま「心は脳にほかならない」と結論づけて、還元主義に陥ってしまうことです。そして脳がなければ精神もないのだから、精神の障害は脳の障害であるという考え方ができあがります。しかも、厄介なことにそれは蔓延しつつあります。

もし、精神科の病気が脳の問題だけですまされるなら、事態はもっと単純です。たとえば、統合失調症には、いまだにブレイクスルーといえるほどの生物学的所見はみつかっていませんが、もし単純に脳の障害なら、その臨床は今ほど大変ではないかもしれません。たしか臺弘先生だったと思いますが、統合失調症というのは、脳のプロセスと心のプロセスが入り組んで、相互に影響を与えてしまう、そういうこみいった事態が起こっているのだ、といわれていたように記憶します。

逆手をとって、治療戦略的な視点から、問題を脳だけに限定するというやり方はあります。つまり身体としての脳を癒すというデザインです。これは生物学的治療の大きなメリットで、脳を癒すというパターンに引き込むことができれば、それは治療として有効に機能すると思います。ただ、そこまでいくのが大変なのです。むしろそこに引っ張り込むまでが、われわれの精神科臨床の醍醐味といえるかもしれません。

たとえば、統合失調症に対して、「脳を休める」という治療戦略を立てます。それは基本的には正しい発想ですが、そこまで患者がどうやってたどりつくかというのは大変難しい。「休みましょう」と言っても、なかなか簡単に休めるものではありません。休むためには安心しなければなりません。安心するためには、患者が「まあこの医者はそんなに悪いことはしないだろう」というぐらいには信頼してくれなければなりません。

こうした心という次元がこの脳のプロセス、あるいは病気の経過に影響を与えてきます。たとえば、「疲れているから休みましょう」と言っても、患者はやはりあせる。「なんとかしなきゃいけない。このままでは自分はだめになってしまう」というような、統合失調症にしばしば起こる心性は、それもやはり脳の出来事なのだと割り切ることができるでしょうか。百歩譲って、心が脳に還元されるのだとしても、その心が脳をどんどん消耗させ、蝕んでいくというようなことが起こるのです。

もっと簡単な例があります。私は四〇歳になるまでは不眠など経験したことがありませんでした。ところが、病棟医長をやるようになってから、しばしば入眠困難に悩まされるようになったのです。あたりまえのことですが、眠ろう眠ろうとするが、眠れない。というより、眠ろうとするから眠れないのです。こうした皮肉は知っていましたが、実際に生身で体験すると、大変なことでした。

あるいは、起こってしまったことをくよくよ考える。これは何のプラスにもならないことは確かです。今さら悔やんだってしょうがないことはわかっている。わかっているけど、くよくよ考えるのです。そして、先のことを心配する。今回こういう身のほど知らずなレクチャーをするに際して、やはり何かと心配をしました。心配をしてもしょうがありません。そうするくらいなら、資料を集めるなり何なり準備をすればいいのですが、心配が先に立って、「どうしよう、どうしよう」とあせるのです。

こうした何かパラドキシカルなものを、心と脳の関係は含んでしまっています。ですからたとえ還元論の立場に立つにしても、臨床場面で、心というものは避けて通れない問題なのです。

機能学説、同一説

二番目は、「脳の機能が心である」という考え方で、機能学説などと呼ばれているものです。脳は臓器です。そのことをわれわれは時々忘れていますが、至極当然のことです。脳も肝臓や腎臓と同様、臓器なのです。機能学説とは、この脳という臓器の機能が心である、ということです。肺は呼吸を、消化器は消化という機能を担っていますが、そういう関係が脳と心の間にも成立するという考え方です。これは何か一見うまく解決できたように思えるのですが、ただそれだけといった感じの学説です。脳と心の関係が、肺と呼吸のように単純にいくとは到底考えられません。

第I講でいろいろな例を示して、人間というのは退化し、劣化した機能を抱え込んでしまったのだが、それをカバーして、さらには生物学的には説明できないような付加価値を生み出す、そういった生き物であると言いました。そうすると、脳と心の関係もこういうふうに考えられないだろうかと思うのです。体毛が退化したから洋服を発明した。それと同様に、脳が畸型的な発展を遂げてしまったから、心を発明した。脳のディスアドバンテージを心で補うという関係。もし私が機能学説をなんとか救い出そうとするならば、肺と呼吸の関係ではなくて、やわになった皮膚と洋服の関係のようなものとして考えたい。そうなると、心は決して脳には還元できないことになります。

三番目は脳と心は同じものであるという考え方、心脳同一説と呼ばれるものです。これは有力な考え方かもしれませんが、曖昧というか、なんとなくいい加減な考え方のような気がします。脳と心は同じものである。それは、違ったものを別の角度から見たものであるとか、同じものの中の違う系であるとか、いろんなレトリックは可能です。しかしこの立場は、脳と心をともに俯瞰できる立場を前提としています。いわば、脳と心を統一的に把握する視点というのを持ちえた神様の視点から、はじめて正当に主張できるものです。

還元論（心）

四番目は、「心は脳を内に含む」というものです。これは一番目とはまったく逆の、心への還元論です。精神医学における不幸な対立の根底には、この一番と四番の対立の構図があります。先ほどシンプルな考え方は非常に反駁しにくいと言いました。一番目は、脳がなければ心もないのだから、心は脳に還元されるのだ、精神の障害は脳の障害であるという立場です。これはグリージンガーの言葉でもあります。しかしグリージンガーは単純な脳器質論者ではありません。彼のテーゼはもっと敬虔な考え方に基づいています。それは神が造った心、あるいは魂というものが狂うわけはないではないか、そんなことを考えるのは神に対する冒瀆であるということです。ですから、精神障害が起こるのは、魂よりもずっと出来の悪い身体、すなわち脳の具合が悪くなったのであり、そこから「すべての精神疾患は脳病である」というテーゼが導き出されるのです。ある意味でグリージンガーは心の優位性を認めていたといえます。

では、もっと単純な脳還元論者を論駁するにはどうすればいいでしょうか。四番目がまさにひとつの対抗軸になるわけです。つまり、脳という問題設定が生ずるのは、これは心があるからである。私たちの心が考えているからこそ、脳という表象ができるんだ。だから、心がなければ脳という問題自体もないだろう、という立場です。こうなると、脳というのは物質や実体というより、心が生み出したイメージ、ないしはメタファーということになります。これもかなり極端な考え方です。ここまでくると、二つの立場というのは、お互いに相手の尻尾を飲み込もうとしている蛇のようになってしまいます。

これまでも、あまりにも単純な脳還元論者に遭遇することが何度かありました。そういう時には「精神的な活動が脳という表象を可能にしているのではないか」とか、「あなたが怒りを感じるのは、脳の物理学的な変化が起こったからなのだね」とか、あるいは、「君が泣くのは、悲しいから泣くのではなくて、脳が泣くのだね」などとつい言いたくなります。ある研修医などはもっと率直に、「あの先生は患者とかかわれないから、神経伝達物質の話ばっかりするのよ」などと言っていました。

いずれにせよ、あまり一番と四番の立場を角を突き合わせてデッドロックに陥るのは、精神科臨床にとって不幸なことです。かといって安易に「統合」とか「バランス」などと言っても何も解決しない。精神科医が偉くなると、いわゆる「大人の見解」を出します。「精神療法も大事です」とか、バイオ・サイコ・ソーシャルモデルとか発言されますが、どうやって統合するのか、実はそこのところが難しいのです。

2　心の創発

「創発」ということ

それで、私が提示したいのは、このエッシャーの〝Drawing Hands〟、『描いている手と手』という絵です（図II－1）。下が左手で、上が右手です。右手は左手によって描かれています。左手によって右手は存在する。同時に、左手は右手によって描かれることによって存在する、そういった関係になっています。さらにいえば、右手が描いた左手によって右手が描かれている、その右手によって左手が描かれている、という具合に、相互に入り組んだ関係になっています。

脳と心の関係はまさにこれだと言い切ることはできませんが、一面の真理は言い当てていると思います。つまり、われわれの心の中には脳というものが含まれているわけですし、脳もまた心というのをどうしても不可欠の要素として含まざるをえない。少しかたい言葉でいえば、相互嵌入しているのです。お互いがお互いを中に含んでいるという、エッシャーの絵のようなトリックを使わないと描けないような関係が、脳と心の間にあります。今までの問題設定は、脳と心をまず切り離して考えるから、暗礁に乗り上げるのであって、お互いがお互いを内に含むという関係を想定するべきです。ここで右手を心、左手を脳としてみると、心は脳がなければできませんし、かといって、脳がきちんと作動するためには心というものを必要としているという関係をこの絵は表しています。

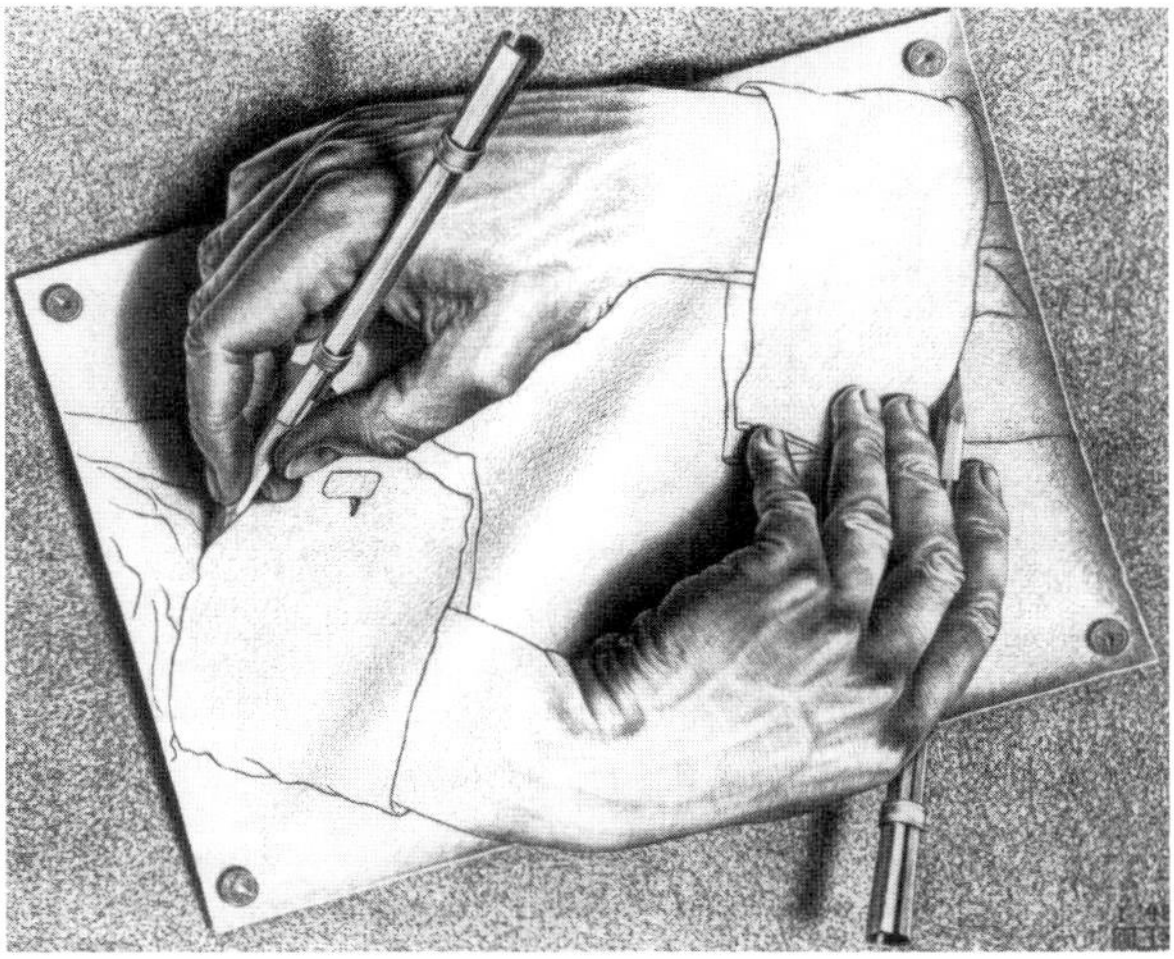

図Ⅱ－1　エッシャー『描いている手と手』

絵の中であえて上の側にある右手を心だといったのは、厳密には脳と心はシンメトリカルな関係ではないからです。発生的にはおそらく脳の方が先でしょう。いや確実に先だと思います。下にある左手がなければ右手が生じえないということは、認めざるをえないことです。ところが、少なくともこの右手は左手には還元されません。このことは押さえておかなければなりません。

この脳から心への関係を、「創発」というタームで定義したいと思います。これは英語でいうと〝emergence〟、「救急」ではなく「出現」です。出現して、それがその生みの親には還元できないものであるという意味です。

この創発という言葉を最初に使ったのは、ハンガリーの哲学者、マイクル・ポランニーという人で、『暗黙知の次元』という名著があります。随分前に読んだので、正確には思い出すことはできませんが、たしかその中でポランニーは、創発を時計のたとえを使って説明していたように記憶しています。どういうことかというと、時計はいろいろな部品からできています。ゼンマイや振り子、あるいは針とか、文字盤とか、さまざまなものがあります。しかしそれらをいくら調べてみても、時計の機能というものは出てこない。部品をいくら探求しても、時を刻むという働きは生まれてこない。この時計のパーツと時計の機能の関係を、創発の例として挙げています。ただ、時計のレベルの話だと、時計の機能を時計の部品に還元して、そうまずくはないだろうと思います。二つの間にそれほど大きなギャップがあるとは思えません。それは私の科学的な世界観に毒された考え方かもしれませんが。あるいは、マッチをする場面を考えてみましょう。マッチをすったときに、摩擦が起こります。摩擦から火が出る。これも創発の一例かもしれません。摩擦の中には発火は書き込まれていないわけですから、火を摩擦だけから説明することはできないといえるかもしれません。

ただ、脳と心の関係というのは、これらの例以上に深い隔たりがあるのではないでしょうか。むしろ逆に、脳と心の関係こそが創発ということの原義に近いのではないかとさえ、私には思われます。

クオリア問題

創発という概念をもう少し突っ込んで考えてみましょう。脳を基礎にしながらも脳には決して還元されない一定の自律性をもってしまったものが心である、それを創発（emergence）ということを再度確認しておきましょう。

ここで脳科学者の茂木健一郎氏の書いた一文を紹介したいと思います。クオリア問題、簡単にいうと質感というものについて論じたものです。その中に、彼自身が脳から心へと視点を移した瞬間が劇的に描かれている場面があります。劇的と言いましたが、実際はさりげない日常生活の一コマです。

私自身が、クオリアの問題に気がついたのは、一九九四年の二月だった。当時、私は理化学研究所に勤務しており、脳の研究を始めて二年が経とうとしていた。私は、研究所から自宅に帰る電車の中で、いつものようにその日に思いついたことをノートに書き記していた。ガタンゴトン、ガタンゴトンという列車の走行音を、私はいつもと同じように意識の縁で聞き流していた。私の立っていた場所は、車両と車両の間の、連結器がある場所の上だったから、走行音は普通より大きく聞こえていたかもしれない。

何がきっかけだったのか、よくわからない。突然、私の心の中で、「ガタンゴトン」という音の質感が、とても生々しく感じ取られた。そして、その質感が、音の周波数を分析するような数量的アプローチでは全く扱えない「何か」であることを一瞬にして悟ったのである。

それまで、私は、脳というのはいくら複雑であるとはいえ、物理的法則、化学的法則に従って時間発展する物質系であると考えていた。だから、脳を研究するということは、脳という複雑なシステムの物理的・化学的な性質を研究することだと思っていた。もちろん、意識や心の問題が存在することは知っていた。しかし、何となく、意識や心というものは、例えば「車が走る」という記述が、「エンジン・ルームの中で燃料が気化して燃焼し、車を構成している物質が空間を移動する」という一連の物質的変化を「簡略表現」(shorthand)したものであるように、脳の中の複雑な一連の物質的変化を「簡略表現」したものに過ぎないと思っていた。今は便利だから簡略表現を使っているが、いつかは具体的な脳内のニューロン活動を通して、より詳細で正確な記述にとって代わられる、そのようなものだと思っていたのである。

物理的、化学的にいくら脳を詳細に記述しても、例えば、私が現に感じている「赤」という色の生々しさ、それがニューロン活動によって引き起こされているということの驚異自体には、全くたどりつけない。電車の中で、ガタンゴトンという音の生々しさ自体に気がつくことによって、このことを悟ったことは、それまでの人生で最大の驚きだった。

私は、この体験で、「クオリア」という、科学的世界観の中に開いた穴の存在に気づかされたのである。

茂木健一郎『心を生みだす脳のシステム』日本放送出版協会、二〇〇一年

いかがでしょうか。「人生最大の驚き」です、ガタンゴトンが。この文章で注目していただきたいことは、体験の生々しさです。クオリアの生々しさは、どうしても脳からは説明できない。そこにくっついてくるのは、「私」というものです。私が感じているこの生々しさ、「ガタンゴトン」、あるいは「赤」という色の生々しさ、これは脳の中には書かれていません。脳の中にできた穴みた

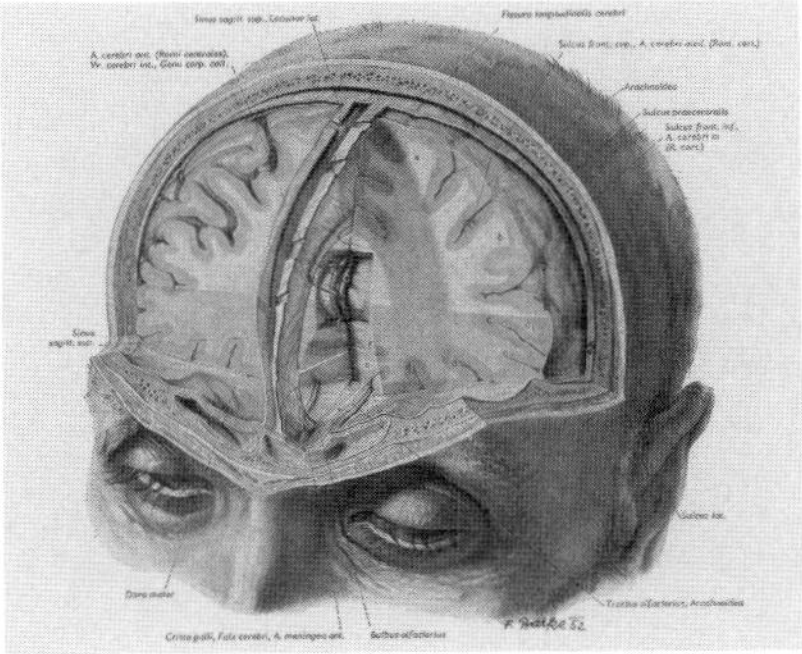

脳のどこを探しても
「私」は見つからない

図Ⅱ－2　自己とは創発されたものである

（前掲書 *Pernkopf Anatomy*, p. 37）

いなものであることに茂木氏は気づかされたということです。図Ⅱ-2に示したように、脳のどこを探しても「私」は見つからないのです。クオリア問題を突き詰めれば、「私」というもの、自己というものの不可思議さということになります。これは脳には書かれていないのです。

おそらくみなさんもそういう体験はしたことがあるのではないでしょうか。クオリアとか、「私」の不可思議さ、自分がたまたまここにいることの驚きであるとか。

私の体験を紹介しておきましょう。小学校の一年生の時の話ですが、その当時は東京杉並区の公立小学校に通っていました。まだ木造の校舎だった頃でしたが、校庭のすみにころがっていったボールを追いかけていました。その時、ふっと、「なぜ自分がいるんだろう」という問いが入ってきたのです。そのまま私は向こう側の世界に行ってしまうような瞬間でした。「どうして自分がいるんだろう」、「どうして自分は生きているんだろう」という恐ろしい疑問がパッと入ってきました。これが私にとってのクオリア体験です。

私の記憶をたぐり寄せてみると、その時、風景が斜めに傾いて、そしてコマ送りみたいになっていました。そんな中で、「どうしよう、どうしよう」とあせる。「どうして、どうして」と必死でもとに戻ろうとする。これはたぶん時間にして一分にも満たない、ひょっとしたら一瞬のことだったかもしれないのですが、いまだに生々しく覚えています。その時は、確実に私は世界の割れ目に入ってしまったような感じがしました。

あまり自分のことを告白したくはないのですが、もう少し付け加えますと、その一～二年前、まだ幼稚園生だった頃に、私ははじめて自分が大人になるということに気づきました。私には両親がいて、弟が一人いました。この構成はずっと続くのだろうと勝手に思い込んでいたのです。つまり、同じ年齢のまま、私はいつまでたっても幼稚園に通い、父親は会社に行き、母親は同じ母のまま、弟は小さいまま、という世界が続くのだろうと思い込んでいました。「サザエさん」の世界のようなものです。それがある日、母親に言われたのです。「あなたもお父さんみたいに大人になるのよ」と。それはまさに、がらがらと世界がついえるような体験でした。

たぶんその時、思春期危機のミニチュア版、あるいはそれよりラディカルな危機があったのでしょう。そこから一年して、小学校の校庭で「私」という存在に気づくことになります。つまり、母がいて、父がいて、弟がいて、そこに自分がいるという、きちっと自分がはまっていた世界がばらばらに散逸する。父母は祖父母のようになり、私は父のようになっていく。ずっと続くものと思い込んでいた家族構造が崩壊する体験が先行し、その後に、「私」という存在のクオリア体験、世界の割れ目がふっと何十秒か入ってきたのです。

さらに二年後、その時は関西の方に引っ越していましたが、登校途中、川のほとりで、突然次のような考えにとらわれました。「一秒一秒時間がたっているんだけど、これは確実に死に向かって一秒一秒自分が進んでいるということなんだ」、そういうことに気づいたんです。これも私を震撼させる体験でした。第I講を思い出していただきたいのですが、個というものは死があってはじめて可能になるのでした。死ななければ個ではないのであり、まさに私は、個の自覚ができるとともに、死というモメントをその時発見したのです。生々しく、クオリアをもって。これら一連の出来事は、自己が形成されるプロセスのひとつの見本かもしれません。

ちなみに、「一秒一秒、私は死に向かって確実に進んでいる」という恐怖はどうなったかというと、クラス委員をしていた級友にその話をしてみました。そうすると、彼はこう答えたのです。「うん。だから、毎日しっかり生きなきゃいけないんだよね」と。優等生というのはこういうものですね。それでどうなったというと、存外それが効くのです。「そうか。そういうものか」と、何かごまかされたような気もするのだけど、問題が起きなくなったというか、解消されたというか、うやむやになっていきました。

「私」は反自然的なものである

「私」という意識は、物質としての脳の中には書かれていません。このことを「脳の中にあいた穴」とか「脳の中の幽霊」などと表現するようです。ここではこの自己意識について考えてみましょう。

自己意識は、物質や生命の連鎖の中にはありません。むしろそれは、われわれが自然とか生命とか呼んでいる、コスモスというか調和的なものの中に、何か不自然でぎくしゃくしたものを差し挟むものです。自己意識は反自然的なのです。自らを殺害することもできるし、あるいは、子を産まないという意思をもつこともできるものです。

あるいは「反省」という妙なものを生み出すことになります。自己が自己を見るという構造です。この内省の構造は、たしかに人間にとって価値の高い行為であるとされますが、同時に苦しいことでもあります。たとえば最近の若い女性の気分障害とか、あるいは境界型人格障害（ＢＰＤ：Borderline Personality Disorder）の中に、それは極端な形で現れます。自分がこう言ったことが相手にこのようにとられ、このようにとられるだろうと自分が思っていることが相手にはわかり、それをわかって私は行動しているけれども、相手もまたそれを知っている……と、幾重にも折り返すような内省。あるいは、自分がやっていることは結局は偽善じゃないか、偽善だと思っていること自体が、ある意味では免罪符になって、偽善をさらに上塗りしているんじゃないか。こういった痛ましい「自己意識の病」というようなものをもたらすことがあるのです。

こうした内省を忌避して、徹底的に切り捨てようとする人たちもいます。スキゾイドの或るタイプの中には、自分を意識するという愚昧なもの、鈍重なもの、不自然なものを徹底的に削ぎ落としたいと念じている人がいます。たとえば、三島由紀夫の作品などに、そうした人物が登場します。三島は、ある意味では自己意識の人です。彼ほど、自己意識という近代人の宿痾《しゅくあ》というものを背負い、そしてそれを文学作品に昇華していった人はいないと思いますが、同時に、彼はこの自己意識というものを滅却してしまいたい、という強い願望をもっていました。

ここで紹介したいのは、『鏡子の家』という小説です。この本は、スキゾイドとは何かを知るためには格好の書です。この中には四人の若い青年が出てきます。一人は非常に天分豊かな画家、夏雄です。ただ物を見て、感じて、描くだけの純真な、それでいて世間から離隔をもって超然と生きている青年です。これは三島が、自分がスキゾイドとして純粋培養されたらこういう人になったのではないかと、羨望をもって描かれています。もう一人は、ニヒリスティックな世界観をもちながら、有能な貿易会社の社員として勤務する杉本清一郎。それから、これは三島がなりえたかは疑問ですが、美貌の無名俳優舟木収。醜女と情死するという最期を遂げます。もう一人、深井峻吉というボクサーが出てきます。ご存じのように、三島由紀夫はボクシングジムに通っていました。ボクサーとは、まさに人間がもっている自己意識や考えることの醜悪さを最大限に削ぎ落とした人種であると彼は称揚しているようです。それを示している一節を示します。


峻吉の目尻から眉にかけて、リーグ戦のときの負傷のあとをとどめる絆創膏がまだとれずにいた。しかしかすり傷ひとつないその輝やかしい体の肩から脇腹には、今まで寝ていた畳の目がはっきりついていた。丸い頰にもかすかに畳の目のあとがあった。

下らない講談雑誌が二三冊そこらにころがっていた。

「君は一瞬間もものを考えないことに成功したね」

「成功しましたね。あんなラッキー・パンチは、考えてたら出て来やしませんよ」

まことに晴朗な峻吉は、憎悪や軽蔑に執着するたちではなかったが、ものを考えるということだけは軽蔑していた。思考を軽蔑する思想があるなどということは考えもしなかった。思考はただ彼の敵だったのだ。

行動が、有効なパンチが、彼の世界の中核に位いしていた。思考は装飾的なもの、中核のまわりにこってりとかけられた甘いクリームのようなもの、何かしら剰余物として考えられた。思考は簡素の逆、単純の逆であり、スピードの逆だった。速度と簡素と単純と力とに美があるならば、思考はすべての醜さを代表していた。矢のように素速い思考などというものを、彼は想像することもできなかった。一瞬のストレートの炸裂よりも速い思考などというものがあるだろうか？

考える人間の、樹木のようなゆっくりした生成は、峻吉の目には、憐れむべき植物的偏見としか映らなかった。文字に書かれたものの不滅は、行動の不滅に比べたら、はるかに卑しげであった。なぜならその価値自体が不滅を生むのではなく、不滅が保証されてはじめて価値が生ずるのであるから。それればかりではない、思考する人たちは、行動を比喩に使うことなしには、一歩も前進できない。大論争の勝利者なるものが、目の前に血みどろになって倒れている敵手の体を見下ろしているときの勝利者を思いうかべることなしに、どうして快感にひたれるだろうか？

思考というもののあやふやな性質よ！　透明度を増せば増すほど、何の役にも立たぬ傍観者のたわごとに堕し、不透明な思考はただその不透明さによってだけ、行動に役立つのである。それから見ると、このあいだのリーグ戦で、敵の死命を制したあの輝やかしいラッキー・パンチは、活力の不可測の闇の奥底から、一閃ひらめき昇った稲妻のように、透明そのものの姿をして現われた。それは一閃、われわれを闇から引き離す力だった。

三島由紀夫『鏡子の家』新潮文庫、一九九三年

大体、三島の文章というのは、「甘いクリームのように」装飾過多であるともいえますが、しかし、その中に一閃の輝きというのが出てくる。こういうところにも彼の天才を感じます。ここで彼は、ボクサーの口を借りて、愚鈍な思考や自己意識というものに対する呪いを表出していますが、自己意識に苦しめられた彼ならではの独白です。思考のない純粋な運動へのあこがれといったものを見事に描いているように思います。

自己意識の苦しみ

自己意識というものが苦しみを生むものであることを、自閉症スペクトラムと思われる症例からみてみましょう。

症例　二一歳　男性

「自分はアスペルガー症候群ではないか」と来院。小さい頃から、人に言われたことが、言葉ではわかるが実感としてわからなかったという。またいったん何かが欲しいと思うと、いつまでもそれに執着していた。中学生頃に対人緊張や視線恐怖が出現し、授業中に精神的プレッシャーがかかってきて、「アッ」、「ウー」などと大きな声を出してしまい、そのたびに教室の外に飛び出た。中学二年から三年にかけて不登校となった。その後、パイロットを目指したが、学校が厳しくてやめ、親の勧め

で上京して専門学校に通っている。彼はいま困っていることを箇条書にしたノートを示しながら、次の三つを挙げた。①学校で教えられたことを覚えていない。②作業がうまくできない。③急に以前あったことを思い出して、ショックを受け、周りの人に「変な顔しているよ」と言われる。

この事例は、インターネットで調べて、「自分はアスペルガー症候群ではないか」と思って来院しました。中学生の時に、対人緊張が出現してきます。つまり、この頃になってようやく自己という意識が芽生えてきたのです。授業中に精神的プレッシャーがかかって、「アッ」、「ウー」などと大きな声を出してしまうのですが、対人恐怖症の場合のように、視線恐怖というような症状化はしていません。

彼が現在困っていることとして挙げた、「急に以前あったことを思い出して、ショックを受け、周りの人に「変な顔しているよ」と言われる」というのを、もう少し聞いてみると、次のようなことでした。彼は小さい頃から弟を虐待していたといいます。自分のルールを押しつけて、弟がそれを守らないと、殴ったり蹴ったり、物を壊したりする。ところが、当時は自分が弟をいじめているという意識はまったくなかったのだというのです。ようやく中学生になって、これはいけないことだと思い立ってやめました。つまり、先ほど中学生頃に自己という意識が芽生えたと言いましたが、それと同時に他人という意識もまた芽生えてきたのです。弟には弟の自我があるんだ、主体があるんだということがわかってきた。それで暴力に歯止めがかかったのです。

でもこれで一挙に自己や他人の意識が形成されたわけではありませんでした。中学時代には次のようなエピソードがあります。教師が授業中言ったことに対して、自分としてはもっとよい考えを思いついたとすると、その後ずっと教師につきまとって、自分の方が正しいと言い続ける。一週間でも一ヵ月でもつきまとって、最後に教師が謝るまでやめないというようなことがありました。これも彼としては決して教師を責めているのではなく、当然のことをやっているという意識しかないのです。こういった出来事を、今になってフラッシュバックのように——思い出してショックを受け、周りの人に「変な顔しているよ」と言われるような状態になるらしいのです。

この症例では、自己が遅ればせに芽生えてきたこと、そしてそれは同時に、他人に心があることに気づくことでもあるということが示されています。逆に言ってもかまいません。他人の心に気づいて、自己に目覚めるといってもいいのです。いずれにせよ、自己意識が芽生えたことを契機にして、彼は苦しくなり、生きづらくなっていきます。定型発達の観点からみれば、彼は成長していきます。成長しているのだけど、自己というものができたばかりに苦しみが増えてきている。そしてついには精神科医に助けを求めざるをえなくなったのです。

もうひとつ、症例を挙げましょう。

症例　五二歳　男性

中学を卒業してから各地を転々として、工場労働者、和洋菓子職人、運送業などさまざまな職に就く。一人でも苦手な人ができると、その人のことが気になりはじめ、その存在が大きくなってしまい、自分の居場所がないように感じて、ついには別の職を求めて立ち去る、ということを繰り返した。三七歳で、「人恋しくなったから」と上京した。四九歳の時、職場の女性に一目惚れして「神経が高ぶってどうしようもなくなり」不眠となった。あまりにも苦しいため、翌年別の会社に転職したが、そこでもある女性に好意をもち、頭から離れなくなった。帯状疱疹にかかった折、皮膚科の医者から「神経の病気」と聞いて、ショックを受け、以後、抑うつ的となり、うつ病として精神科で治療を受けていた。

この方は単純型統合失調症と診断された患者です。研修医が入院で受け持っていたのですが、「外来でうつ病という診断がついていたのですが、どうもこの人はよくわからないんです。変なことばかり起こるんです」と相談を受けた事例です。研修医は怪訝に思ったわけですが、これは大切な感覚です。こうした臨床感覚はだんだん磨耗していく傾向がありますから、たとえ先輩がうつ病と診断していても、引っかかるところがあったら疑ってみることです。

しかし、どんなところが変なのかというと、これはなかなか表現するのが難しい。その方に会ってみると「なるほど」と思いましたが、それをうまく説明するのはかなり難しいことです。研修医が言うには、「売店へ行ったら、喉がものすごく渇きました」、「尿が大量に出て不安なんです」というようなことを真顔で訴える。「頭が痛い。ここが痛いんです」と、頭のてっぺんを唐突に指でひょいと示して言う。あるいは「○○さんが花束を持っているのを見たら気持ちが悪くなってきました」とか、「鼠頸部が痛む。痛むとおなかが減るんです」とか。そして、うつ病というふれこみで入院してきたのに、よくしゃべり、こちらがとめないとやめてくれない。話題は体の訴えのほかには、女性のことばかり。でも決して躁的でもなければ、またエロティックなわけでもない。こうした様態の中に、どこかちぐはぐな感じというか、波長が合わない感じというのを、研修医はつかんでいたようです。

この症例にみられる放浪は、単純型統合失調症によくみられるパターンです。この方はこの疾患の中でも多少内省性があって、対人関係の中のプレッシャーで放浪せざるをえないことを、多少なりとも説明することができていますが、その当時はおそらくほとんど意識できていなかったのではないでしょうか。

三七歳で、「人恋しくなったから」と上京した、ここが変化のはじまりだったかもしれません。そして四九歳の時に職場の女性に一目惚れして、神経が高ぶってどうしようもなくなり不眠となった。あまりにも苦しいため、翌年、別の会社に転職してしまいますが、そこでもある女性に好意をもち、頭から離れなくなった。おそらくは彼にとってはじめて女性を好きになるという体験だったと思われます。そうした折に帯状疱疹にかかるのですが。これは発症の前駆症状かもしれません。その時、皮膚科の医者から「神経の病気」と聞いてショックを受けますが、ここに微妙な異常を感じ取ってください。

皮膚科の医者は、帯状疱疹の説明として、肋間神経がウイルスに罹患して、漏電みたいな現象を起こすので痛みが起こるのだ、というようなことを言いたかったのでしょう。つまり、末梢神経が損傷している病気なのだと。ところが、彼は、ふっと「これは精神科的な病気だ」と思ったのです。ここは非常に微細なところなのですが、スキゾフレニックな感じを受けるところです。この横にすっとずれる感じ。もちろん、われわれでもこういうことは起こります。言葉を聞き違えるとか、意味を誤ってとるということはあります。しかし彼の場合、ショックを受けたあと、抑うつ的になり、そして宣告どおり精神科の治療を受けることになるという具合に、雪崩をうって病気に飛び込んでいってしまうのです。

この医者から宣告を受けた場面は、彼がはじめて「社会」というものに出会った瞬間なのかもしれません。単純型統合失調症の人たちの特徴の一つは、社会とか、法とか、秩序の外で生きているということです。たとえ空間的には社会の中で生きていても、あたかも法であるとか、社会的な掟のようなものがないかのごとくに生きていくのです。私の臨床経験では、このその場しのぎ的な生き方は三〇代から四〇代前半くらいまでは通用するようです。彼の場合も三〇代まではこうした生き方でやっていけたようですが、三七歳になって人恋しくなった。それまで無縁に生きていた社会というものを求めはじめました。そしてその社会から「神経の病気」という宣告を受けるわけです。このあたりはペーソスを感じざるをえません。「神経の病気」という言葉の横滑りは、すでに発病している結果かもしれませんが、アイロニカルというか、ある種の哀しさを感じさせるものです。

この方は、入院した病棟でも女性を好きになります。とはいえ、何か行動を起こすわけでもなく、ただただ好きだということでした。対象となったのは四〇代のうつ病の女性で、病状もかんばしいものではなく、好きになる対象としては、さえない状態の方でした。彼は、「自分と同じ日に入院した。それで好きになった」と言います。ここにも微妙な病理があって、「同じ日に入院したから運命的なものを感じた」とかそういうニュアンスはない。ただただ同じ日に入院したというところだけで、その人を好きになった、そんな感じなのです。

この症例が表しているのは、社会に入るときにひとつの関門となるものがあるということです。彼の場合、その関門を代表するのが女性です。先ほどいった医者の宣告もありますが、一等最初に始まっているのは女性の問題です。一目惚れして、神経が高ぶってどうしようもなくなる。つまり、この人が個体として、自己として自立するには、女性という門をくぐらなければならない。性、セクシュアリティという問題が、社会化するためのひとつの大きな関門として立ちはだかっているのです。ですから、どこへ行っても、ある職場で一目惚れし、次の職場でも一目惚れし、そして最終的に入院しても一目惚れするということが起こって、そして最後の恋も具体的な展開はないままに退院していかれました。

ここで挙げた二つの症例は、自己ができかけたばかりに苦しむという逆説を示しています。ですから、無条件で、自立すること、自己になるということはいいことだ、と単純にはいえないことを物語っているように思います。

3 自由の発見

第I講で、個体というものが創発され、本来乗り物であったはずの個体がだんだんヘゲモニーを握って、最後には個が主役になっているという話をしましたが、そうした中で、個というものの側からみれば、内部から脅かすものがセクシュアリティであり、死であると言いました。

ジャック・ラカンが言っていますが、人間を他の生物から区別する重要な点のひとつに、死を象徴化できるかどうか、ということがあります。人間は、死というものを知ってしまいました。自分が個体として死ぬのだという知をもってしまったのです。これは悲劇的なことです。それゆえ、その死というものを象徴化しなければなりません。これは人間であることの条件です。お葬式をする、お墓を建てる、そして墓参りをする、そうしたことによって死というものを象徴化するのです。

昨今、「なぜ人を殺してはいけないのか」という幼稚な問いに大人の世界が揺らいでいますが、これはある意味では死を象徴化する社会の機能が弱まっているために、そういう問いがぬけぬけと出てくるのだろうと思います。すでに死を象徴化してしまったわれわれの側にそういうものが突きつけられると、「え？」とたじろいで、口ごもるしかないという事態が起きているのです。

右足から？　左足から？

さて、セクシュアリティや死よりも、さらに自己あるいは個体というものを激しく揺さぶるものは何でしょうか。私は「自由」というモメントがそうだと思います。脳のグロテスクな図を思い出していただきたいのですが、巨大化し、そして生命的な中枢を下部に追いやって、広大な領域が開かれました。脳はそこに自由という次元を生み出してしまったのです。

人間が自由であることを発見したのはそう昔ではありませんが、それは人間にとって最も大きなイベントであったと思います。昨今では自由の性格が随分変質して、わがまま、好き勝手といった感じになっています。しかし、西洋の思想史をひもといてみると、デカルトにせよ、カントにせよ、自由をたたえる一方、自由を発見してしまったことに対する、どうしていいかわからないという怯えといったものを、感じざるをえません。単に解放されてよかったというのは、あとからついてくる大衆の考えであって、本来、自由というモメントというのはどれほど恐ろしいものかということを、先駆的な思想家は感じていたのだろうと思います。

ベルクソンという哲学者は、脳を中央電話局にたとえて、入力と出力をコネクトするようなものだと言っています。ただ問題は、そこに「選択」というものが入ってくるということです。ここでしっかり把握しておいていただきたいのですが、選択するということは、自然界にはありません。

振り返っていただきたいのですが、たとえば今朝、みなさんは家を出るとき、右足から歩きはじめたか、左足で歩きはじめたか、憶えているでしょうか。たとえば右足から歩きはじめたとして、ではもし、左足から歩きはじめたとしたら、今とはまったく別の世界になっているでしょうか。

おそらくは何も変わったことはないでしょう。ただ、カオス理論などによると、北京の蝶の羽のひとそよぎがニューヨークでは大嵐になるなどといわれます。魔がさして、左足から歩きはじめ、いつもと勝手が違い、転んで骨折して救急車で運ばれ、などということはあるかもしれません。

ただ、ここで問題となるのは心理的な次元のものです。右足から歩きはじめるのと、左足から歩きはじめるのとで、世界がまったく変わってしまうということ、これを感じ取ることは、統合失調症のメンタリティを考えるうえで、大変大事なことです。がんばって、思春期心性に戻って感じてみましょう。

震撼たるモメントに触れられたでしょうか。選択すること、それによってわれわれは世界の一要素を自らの手で変えているのです。確実に、しかも、自分の意思で変えているのです。この世の中に自分の選択で違う要素を一個入れるということができるのです。それは、一昔前ならば神の設計図に手を入れるということです。神の予定を狂わせるのです。自分しだいで変えられるので、あらかじめ誰も、神も含めて、予測することはできません。もっとも神は、あとから「やっぱり君はそうすると思っていたよ」とのたまうかもしれませんが。

この「右足からか、左足からか」というのは、統合失調症の極期である緊張病の世界では、とてつもなく大きなモメントになります。それによって世界がまったく違う方向へ行ってしまうのです。ですから彼らは選択することができず、行動停止に陥ります。さらに重篤になると、自分が何かをやったこと自体が世界を崩壊させてしまう。自分が何か一つの要素を自分の意思で入れてしまったら、それは世界という建造物のねじを外すかもしれない。そして、倒壊させるかもしれない。彼らの昏迷状態には、そんな戦慄すべきモメントがはらまれているのです。緊張病状態でなくとも、統合失調症のさまざまな症状は、選択するという時点で起こってくるということを覚えておくとよいと思います。そしてそもそも発症する地点でも、選択というのはしばしば問題になってきます。それをコンラートの症例からみておきましょう。

症例69　ライナー、N.。1921年生。税務官候補生。1941年1月29日、南フランス在駐の陸軍の野営兵舎より入院。重い関係妄想があり、患者はひとがかれのすべての考えを知っているとつねに思い、とり乱していたので、診察ができなかった。患者は、きわめて不信感にみちて、人物を誤認し、一過性のはげしい興奮を示したので、数日のあいだ、保護病棟に移した。この状態は徐々に改善された。入院ののち、8週めごろには、まだつよい妄想体験があったが、当時、行なわれたインタビューをまとめると以下のような報告をなした。

1）子どものころは健康であった。勉強はよくできて、小学校は4年、中学校は3年、高等商業学校1年、実科高等学校3年の期問、それぞれ通学した。1939年復活祭に、成績証明をもらったが、進学を断念する考えはなかった。しかるにかれは、両親がかれの面倒をそれほどながくみてやらねばならぬことを、かれにむかって非難しているような印象をもった。こんにち、かれは、これを〝非難〟とうけとっていたことを疑いはじめ、むしろ、〝激励〟であったと考えるようになっている。なぜなら、父親は、かれにたいして非難めいたことは何も言わなかったからである。しかし、何かがかれを圧迫していた。父親は、卒業試験なしでやれるひとつの可能性として、税務官吏の職をかれに提案した。そくざにそれを志願して、ライプチヒに行こうと決心した。かれはもはや両親により面倒をみてもらえるという意識をもちたくなかった。かれは採用された。しかし、かれの親しい学友が2年後に卒業試験を受け、士官候補生になったとき、かれは自分の門出をすぐに後悔した。士官候補生は、卒業試験を受けなかったかれにとって、とざされた道であった。かれは、試験準備のため税務局に行き、それから国立税務学校に入るために、H. に行った。そこでかれは試験に通り、税務官侯補生として官吏生活がはじまった。1940年10月、陸軍に召集され、同年11月、部隊とともにフランスに行った。ここで、部隊は飛行場に配備され、道路構築や材木伐採をした。

2）かれは、隊で最年長であったが、部隊がフランスにきて以来、ひとはかれに特別の業績を期待していているような感じをもちはじめた。かれは緊張していた。昇級についての多くの噂がながれていた。かれ自身としては、士官階級にすすみたかったのだが、卒業試験を受けていないため、この事は忘れねばならなかった。当時かれは、いろいろ考えて、陸軍に残って班長の仕事をやっていこうかと思ったが、これはかれが軍務を好んでいたからである。しかしすでに税務官吏の試験を受けたことでもあり、かれはこの考えをふたたび放棄した。この時期に、かれは将来の状態について、多くの考えが頭にうかんだが、そのようなとき、つねにくり返し、士官階級への願望があらわれていた。

3）長い間、かれには何ごとか起こりそうな気配が感じられたが、それが何であるか、かれ自身にも言えなかった。たぶん特別の出動があるのだろう。いまやかれが兵舎でただ1人の部隊班長になるとの〝噂〟がひろまった。これは背後であちこちひろめられたのである。誰の名前もあげられなかったが、かれが考慮されているのはあきらかだった。そのことでかれは強い敵意をいだかれていた。とにかく、ひとは嫉妬ぶかかった。すべてがかれに敵意をもって対立した。演習中の休息では、パン嚢が規定どおりに整頓されていなかった。上級の部隊班長が、〝きちんとやりたまえ。きみはこれについて、わたしにたいして責任があるはずだ……〟とかれにいった。これは、かれの昇級にたいするあてこすりであり、似たようなあてこすりはひきつづいてなされた。

4）かれは他人の嫉妬をおそれたので、誰とも話をしなかった。この状態は2～3日つづいた。ひとはかれに目くばせをし、かれが壜からひと飲みするのをさまたげ、奇妙なまなざしをあたえた。ひとは戦友とはちがった、まったくの別人であった。

コンラート『精神分裂病』吉永五郎訳、医学書院、一九七三年

見果てぬ夢

これはコンラートの名著『精神分裂病（*Die beginnende Schizophrenie*）』の中で、教示例として挙げられている症例、ライナー青年です。

病歴を振り返ると、発症が明らかになったのは、〈2〉のところでふわっと妄想気分が起きたときです。「かれは、隊で最年長であったが、部隊がフランスにきて以来、ひとはかれに特別の業績を期待しているような感じをもちはじめた」というところです。これは少しオプティミスティックなタイプの妄想気分です。〈3〉になると、「長い間、かれには何ごとか起こりそうな気配が感じられたが、それが何であるか、かれ自身にも言えなかった」という具合に、典型的な妄想気分が出現します。この後まもなくしてこの青年は急速に緊張病性の興奮に発展していきます。

発症したのは入隊後ですが、どこから歯車が狂ったのかというと、明らかに〈1〉の段階で、父親の意図を読み損ねたあたりです。彼は進学したいと思っていました。「しかるにかれは、両親がかれの面倒をそれほどながくみてやらねばならぬことを、かれにむかって非難しているような印象をもった」とあります。ライナー青年は、どうも両親は、「進学なんかしてくれるな」と思っていると感じたようです。そして、「何かがかれを圧迫して」おり、そこに父親が卒業試験なしでやれるひとつの可能性として、税務官吏の職を彼に提案したところ、即座に志願してライプチヒに行った。問題はこのあたりです。さりげないところですが、父親の意図、親の意図と出遭うところ、先ほどの事例でいえば、社会的な力と出遭う場面です。そして、彼は税務官吏の道をぽんと選んでしまいます。ここで「選択」をしました。この選択が後々まで影響を及ぼします。発病してからも、士官階級に進みたかったが、それは断念しなければいけないという思いが、繰り返し出てきます。何年か前の選択というものが、発病してなお、彼の心象風景の中に強い力をもって立ち現れてくるのです。

先ほどの、右足から歩んだ世界と、左足から歩んだ世界で世界が違うかもしれないというのはミクロな場面です。それに対して、ライナーの症例の場合、進路という大きな局面で選択が出てきます。ここで父の意思に出遭うのです。そして、いささか唐突に税務官吏の道を選ぶのですが、ここに大きな裂隙というか、切断がはらまれていて、そして発病のモメントになっていくのです。

みなさんが職業選択をした頃のことを考えてみてください。もし私が精神科医にならなかったら、私の人生は随分違ったものになっているでしょう。会社員になるという手もあったでしょうし、あるいは内科の医者になっていたかもしれない。けれども、今の私の心の中では、私が内科医であっても、会社員であっても、あるいは放浪者であっても、どこかの国へ移住して外国の女性と結婚しても、それでも私は私であるだろうという確信があります。違う自分にはなっていたでしょうけれども、それでも私は私であるというゆるぎない実感があります。

ところが、このライナー青年にとって、世界は選択によってまったく違うものになってしまうのです。図II-3を見てください。仮に現実の世界をAとして、実現しなかった世界をまとめてBとします。私にとってBの世界は、私のありえたひとつの可能性であって、Bの世界にいても「私は私であるだろう」という確信があります。しかしライナーの場合、AとBの世界はまったく断ち切れてしまって、もし別の道を選んでいたら、まったく別の世界、別の自分になるのです。別の職業

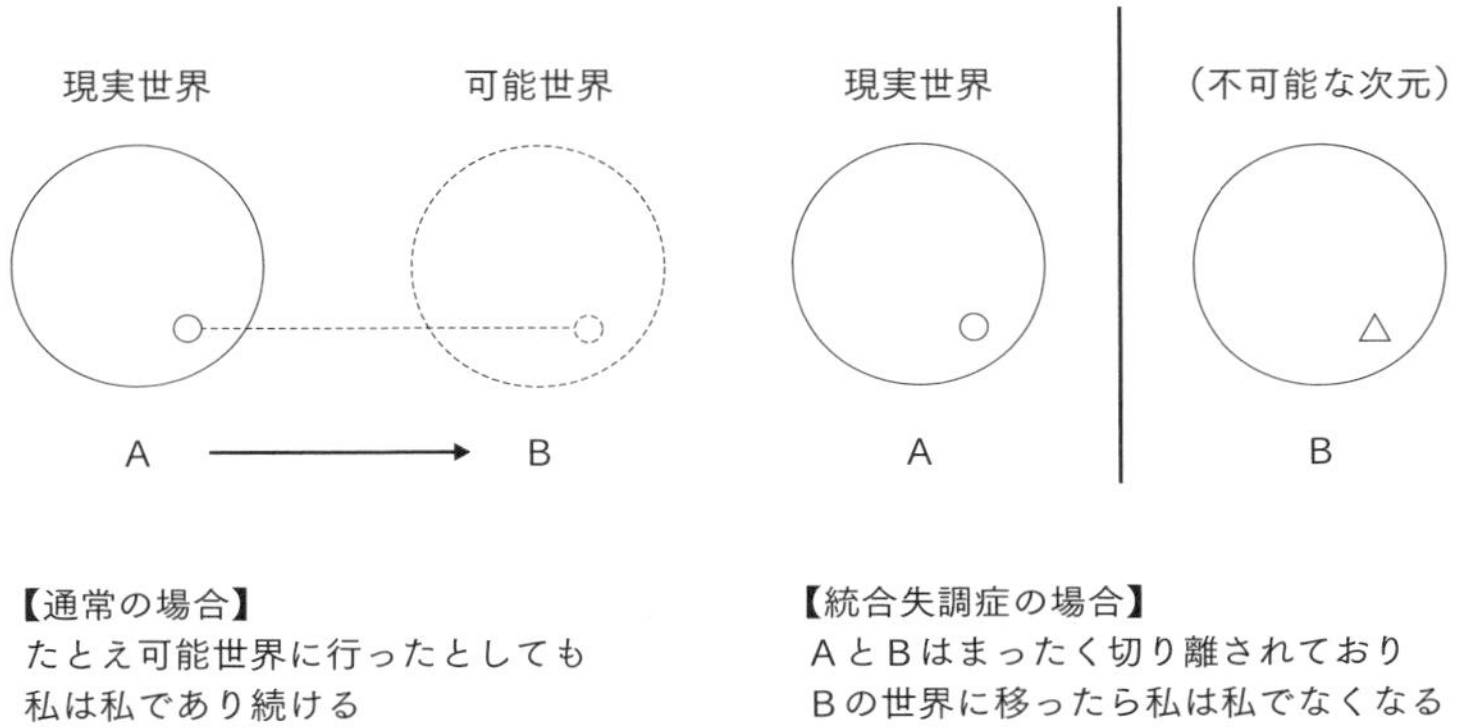
現実世界
可能世界
現実世界
（不可能な次元）
A
B
A
B
【通常の場合】
たとえ可能世界に行ったとしても
私は私であり続ける
【統合失調症の場合】
AとBはまったく切り離されており
Bの世界に移ったら私は私でなくなる

図Ⅱ－3

もまた自分のひとつのありえた選択であって、潜在的に可能なものとしてある、というわけではないのです。

中井久夫氏が「分裂病者の見果てぬ夢」というような言葉を時々使いますが、おそらくはこの辺の事情のことを言っているものと思います。まだ私が何でもありえた時期から、何かを選ばなければいけない時期になった。われわれは、これはひとつの選択肢であり、他の選択もあるけれど、どちらを選んでも自分は自分だろうというふうに思えるでしょう。しかしライナー青年の場合には、選択肢の間に通行できないようなものができてしまう。別の世界になってしまうのです。こうしたことがひとつのさりげない病歴の中に読み取ることができます。

脳が開いた自由という次元は、その陰画《ネガ》として、統合失調症という病気のポテンシャリティを与え、そしてわれわれの中の一〇〇人に一人、あるいは二〇〇人に一人の人間を、この病気に罹患するようにセットしてしまった。私たちは自由というものを得た代わりに、そういう犠牲になる人を生んでしまったということが、もしかしたらいえるのかもしれません。

自由もまた創発されたものです。まさに自然界には書かれていません。自然は選択しないのですから、創発です。これが陽の面であるとするなら、統合失調症はその影、陰の側面であるのかもしれません。

簡単にまとめておきます。このレクチャーでは脳と心の関係について考察しました。この二つは、エッシャーの絵で示したように、お互いに他を内に含むような形で、少し難しい言葉を使うなら、相互嵌入しているような仕方で、絡み合っています。脳なしには心はありえないし、しかし、心は脳には還元できない自律性を獲得しました。そして脳というものがきちんと作動するためには、心というものを必要とします。畸型的で出来の悪い器官には、なんらかの補塡が必要である、両者はそうした関係になっているということが明らかになりました。

そしてクオリアという問題を手がかりにして、こうした心と脳の関係を「創発」という用語で定義しました。その創発されたものの系の中の重要なものとして、自己意識と自由というものがあること、これらがいかに自然や生命のようなものと背馳するものであるのかを示しました。同時に、統合失調症の心性が、こうした創発されたものとの関連で理解できる可能性を示してみました。これで第Ⅱ講を終わります。

第Ⅲ講　「私」が立ち上がるとき

　それでは第Ⅲ講に入ります。先の第Ⅱ講では脳と心について論じましたが、そこで「私」というものが、脳の中には書き込まれておらず、そこから「創発」されたものであることを示しました。「脳の中の幽霊」というメタファーを思い出してください。この講では、「私」というものがいかに立ち上がるのかということについて、根源的な場面から考えてみたいと思います。われわれが臨床で相対する患者の中には、この「私」そのものが問題になってくるような病理を抱えている方がたくさんおられます。それゆえこのあたりの問題は丁寧にみていく必要があります。

　この講を始めるに当たって、もう一度、脳が臓器としては畸型であるということ、自然であるとか生命であるとか、そういったものから逸脱していることを確認しておきましょう。とりわけここで重要になってくるのは、脳というものはなかなか自律＝自立できない臓器である、ということです。

1　鏡の中の私

人間は一年早く生まれすぎている

「人間というのは実は一年早く生まれすぎている」という説があります。「早生説」などと呼ばれるものです。人間以外の動物は、生まれ落ちてまもなく、母の乳房を探し当てて吸いつくというような行動ができます。しかし、人間だけはどうにもこうにも何もできない。生まれ落ちてそこそこやっていくまで、相当時間がかかります。それは一年、あるいは三年かもしれませんし、さらにもっと長いのかもしれません。脳に関していえば、脳が脳として中枢としての働きを遂行できるまでには、一年はかかるだろうといわれています。

たとえば、サルやチンパンジーの脳というのは、出生時にすでに成人の七〇％の容積があります。ところが、人間の脳というのは、約二三％の容積にしかすぎないのです。その後五〜六年をかけて、急速に成長するというパターンをとります。いずれにしろ、人間の脳というのがきわめて未成熟な状態で生まれてくるということは、他の生物とはきわだって異なる所見です。

生まれ落ちた時点で、人間の脳は十分作動しません。とくに運動系は、口から咽喉頭にかけての運動を例外として、ほとんど機能していません。おっぱいを飲んだり、泣いたりすることはかろうじてできますが、あとはほとんど有効に作動しないような状態で生まれてくるのです。そして、生

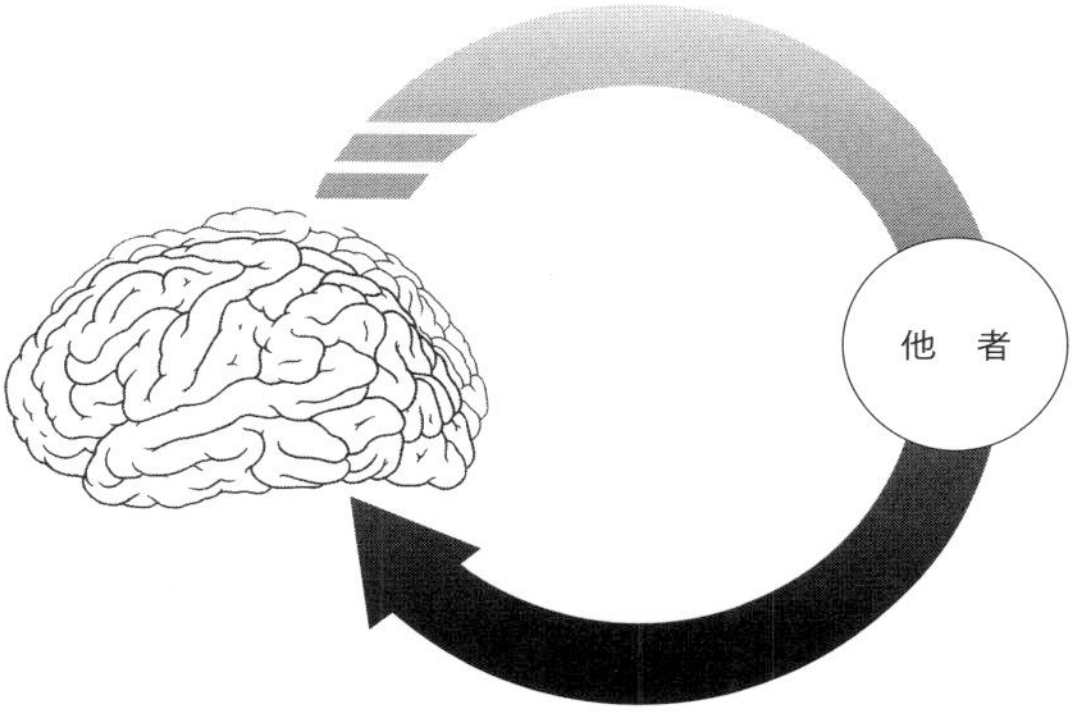

図Ⅲ－1　脳は他者を自分の回路の中に含み込んでいる

存していくための本能的な統制を失っていますから、生きられた身体というものは寸断され、ばらばらの状態になっています。つまり圧倒的に無力（helpless）な状態で生まれてくるのです。それゆえ、他人の助けが、絶対に必要になります。生き延びるためには他者が絶対に必要であるということ、これは単純ですが、きわめて重大なことです。われわれの生をその始まりにおいて、そして最も深く規定する事実であるといえるでしょう。

　このことが一番当てはまるのは、最も未成熟な状態にある脳という臓器です。脳は自律して作動しない。しかも、自分が動くためには他者の助けを絶対に必要とします。図Ⅲ－1に示したように、脳が機能するためには、他者を必須の要素として、自分自身の回路の中に組み込まなければなりません。このことは最初から宿命づけられています。「早生」という生物学的な事実から、脳が自己完結的ではありえないことが導かれます。このことをまず押さえておきましょう。

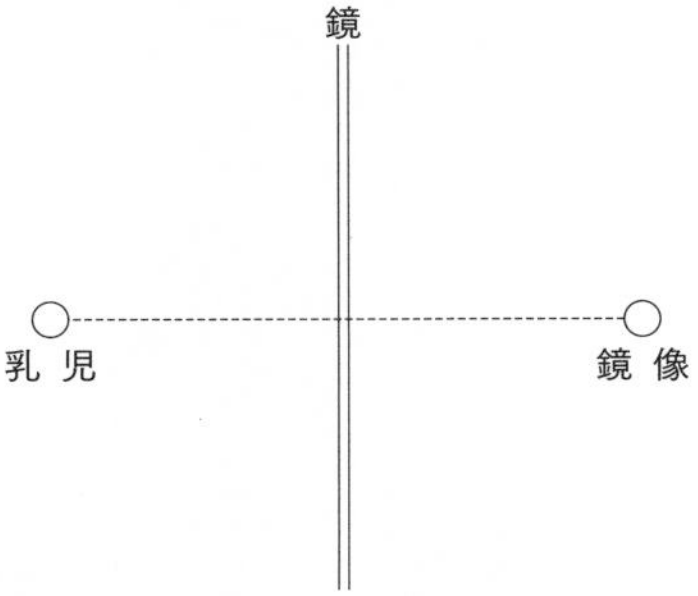

図Ⅲ－２

鏡像段階論

先ほど、運動機能はまったくだめだと言いましたが、感覚機能はかなり早期から発達しています。生まれてまもなくお母さんの顔を認めることもできますし、音も敏感に知覚します。感覚系についてはある程度成熟して生まれてくるのです。

ここで、「鏡像段階」というものに着目してみようと思います。これは、アンリ・ワロンという児童心理学者が言いはじめたことであり、後にジャック・ラカンによって洗練された理論です。

簡単に説明しておきましょう。図Ⅲ－２には、乳児が鏡と向かい合った場面が描かれています。繰り返しになりますが、乳児は圧倒的に無力な状態にあります。神経系の支配はまだ行き渡っておらず、個体としてのまとまりをもっていません。いわば、ばらばらに寸断された状態なのです。自分の中に自分のまとまりを与えるものがないのですから、それは外に求めざるをえません。そこで個としての統一を与えるものが、鏡の中の自己であるというわけです。鏡像は、乳児の生きられた身体とは対照的に、完璧なまとまりをもって立ち現れます。

もちろんここで言っている鏡像というのは、メタフォリカルな意味で使われており、実際に鏡がなければ自分が立ち上がらないというわけではありません。しかし、鏡に類する機能をもったもの、自分の外にある像というものを契機として、自己というものを立ち上げることが要請されます。これが鏡像段階論の簡略な骨子です。

私自身は、鏡像段階論は精神科医の素養として不可欠なものだと思うのですが、精神医学界の中にはラカン・アレルギーとでもいうようなものがあるようです。ラカンは精神医学界が生んだ天才的な理論家ですが、その思考の体質にはいくらかパラノイックなバイアスがかかっています。もちろん彼自身の人となりをいっているのではありません。たとえばラカンは鏡像段階論の中に次のようなことを読み取ります。人間において、真理の場は他者の中にある。あるいは、自分の真理は他者がすでに握っているのだ、と。そして人間の根本的な心性の中にはパラノイア的なものがあり、人間はみなパラノイアをひとつの病としてもっているのだ、というような極論にまでいたります。これはかなり不幸な意識です。

こういう不幸な意識はサルトル哲学の中にもみられます。たとえば、私が相手を見ると、相手が私を見る。相手の視線は私を、メデューサの目のごとく対象化する。それに負けまいとして、私は相手を対象化し返す。すると、相手はまた私を対象化する。また私はそれを対象化し返す。そういう出口のないような視線の病理が、彼の「対自」や「対他」という概念の中に認められます。これもパラノイア型認識の一型です。あるいは、自分の真実が外にある、他人にあるという不幸な現実に耐えかねて、鏡像の側に合体してしまおうとする場合もあります。これはまさにナルシスの場合

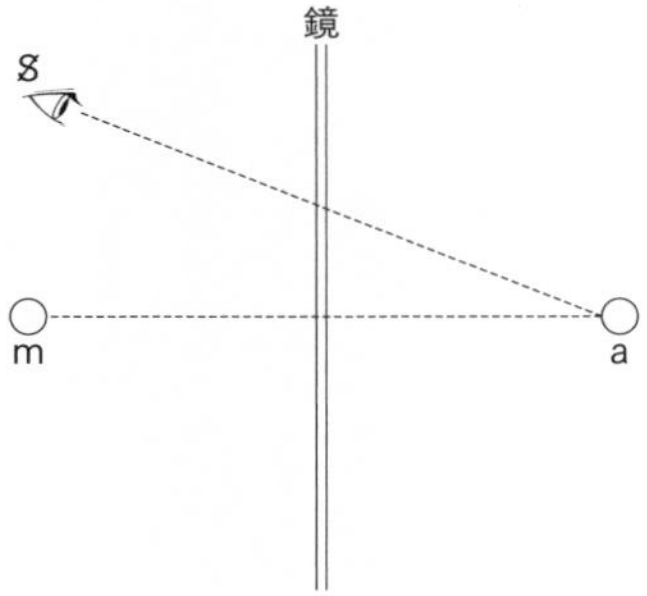

図Ⅲ－3

です。

このようにいろいろなバイアスがこの鏡像段階に投影されるのですが、できるかぎり生産的な方向に展開してみましょう。

コピーが先に与えられる

図Ⅲ-3を見てください。これは鈴木國文氏[*1]が鏡像段階論をパラフレーズして作成された図です。mと書いているのはmoi、フランス語で自己あるいは自我です。aは鏡像に映った自分の像ですが、他者（autre）という意味を込めて、aと書かれています。aを媒介にして、mの上に出てくるのが$、Sに斜線を引いたいかにもラカン的な記号ですが、主体（sujet）を意味します。ここには主体（$）と自我（m）の二つの自己があることになりますが、大事なのはその関係です。

まず、$の場所に自分が最初からあると考えないように気をつけましょう。自分がまずあるという発想から離れてみることが、自己というものを正当に考えられるかどうかのキーポイントです。$は最初からあるわけではありません。考えてもみてください。われわれには自分自身の顔はわかりません。どういう顔をしているか、実際に見ることはできません。鏡像段階でも、乳児はまず自分の像を見ることになります。われわれの日常的な考え方からは、mがオリジナルで、aがコピーになるのですが、このオリジナルが最初からあるわけではないのです。実はここに現代思想における大きな転回があります。ここがわかるかわからないかが、モダンからポストモダンへと超えられるかどうかの分水嶺なのです。コピーの方が先にあるということ、このことをまず押さえてください。

乳児が鏡を見る場面を想定してみましょう。私が鏡を見ると、まず自分の像がやってきます。私には確固たる自己はまだありません。ばらばらな状態です。よちよち歩きしかできなくて、自分という意識もまだ成立していません。ふと見ると、自分の像がある。コピーが先にあるわけです。そうすると、この像があるということは、「像を見ている私というのがあるはずだ」と展開されます。それがまさに主体（$) というものなのです。もう一度言いますと、像（コピー）がプライマリーに与えられ、コピーがあるからにはそれを見ているはずの私、あるいは見ていたはずの私があるという形で、あとから——この「あとから」というのが重要です——主体というのが出てくる、原初的には事態はこうなっていたはずなのです。

ところが不思議なことに、私たちはいつのまにか、私がまずあって、その私が自分の像を見ているのだという具合に、反転するのです。実のところ、本当に説明するのが難しいのはこの反転の方なのです。私たちの知覚を振り返ってみると、先に対象がやってきます。対象の方が先に飛び込ん

＊1 鈴木國文「分裂病の病前、前駆期、発症」『精神神経学雑誌』一〇一、八九二—八九七頁、一九九九年

できて、それを見る、というふうになっているはずなのです。私がある人の顔を見るときにも、その顔の方が先にやってきます。しかしどういう機制かよくわからないけど、自分がその人の顔を見る、という具合になって、そのことを疑いもしないのです。

なぜこうした反転が起こるのか、実は私もよくわかりません。実際、ノーマルだと思い込んで生活している人の体験の方が、なぜそうなっているのかわからない場合がよくあります。知覚刺激は向こうからやってくるはずなのに、何でぬけぬけと「自分が見ているのだ」、つまり「自分の視線が対象を捉えているのだ」と言えるのか、説明がつきません。これがまさに健康であることのゆえんでしょう。ぱっとある人の顔が飛び込んできて、脳裏に押しつけられ、さらに「私は嫌われている」などと直観したら、病気にされてしまいかねません。

「私」が脳を補填する

さて、鏡像段階を経由することによって、とりあえず自己が与えられるところまで達しました。しかし第Ⅱ講でも指摘したように、自己とは反自然的なものであって、自然の中にぎくしゃくしたものを生み出すものです。場合によっては苦しみの種にもなるし、滅却したいものでもある。しかし、こういうふうに立ち上げないと、脳は機能しないのです。

脳という舞台に起こることは、そのものとしてはばらばらで統制を欠いています。そのままでは経験になりません。経験となるためには、それらが「私」の経験とならなければなりません。「私」というタグが付いていなければならないのです（図Ⅲ-4）。とはいっても、この「私」というのは、

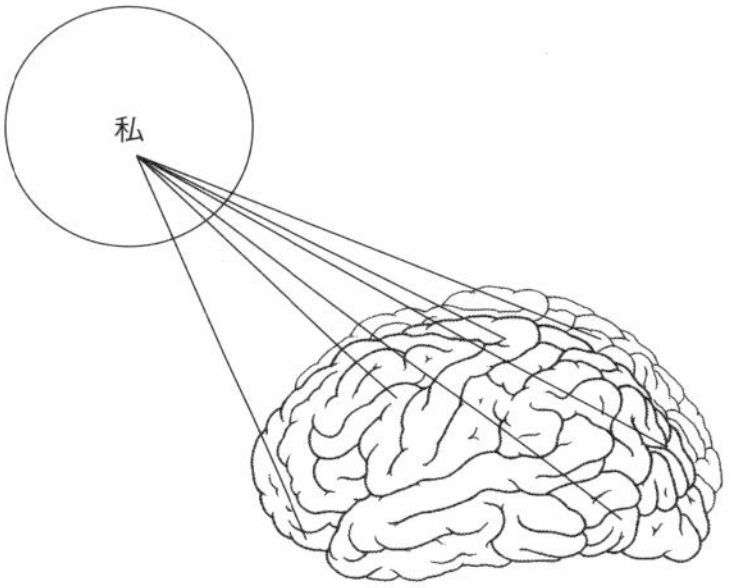

図Ⅲ－4　「私」が脳を統制する

事象そのものには何も付け加えるものではありません。実体のない、虚焦点のようなものです。しかし体験は「私」の体験としてまとまらないと、解体してしまいます。

「私」とはまさに脳の欠陥を補塡するために——「ために」というのは正確ではありませんが——「創発」されたものなのです。この「私」ないし自己という審級《エージェント》があるからこそ、脳がきちんと作動するのです。しかしこの虚焦点のような「私」は脳のどこを探しても見つからないこと、それはもはやいうまでもないでしょう。

「私」が脳の欠陥を補塡するものであるとするなら、鏡像段階でみられたような「私」が立ち上がってくるシーンは、さまざまな病気とかかわるものであると予測されます。とくに統合失調症やうつ病の心性を理解する際に重要になってきます。

2　二つの自己が立ち上がる

鏡像段階という根源的な局面で、二つの自己が立ち上がるということを確認しておきたいと思います。繰り返しになりますが、まず、きちんと作動しない混乱した脳に、像が与えられます。この像を見たときに、「ああ、これが自分なんだ」というふうにわかる。この瞬間、二つの自己の原基が生まれます。つまりmと$です。

mは像としての自己、つまりaに対応するものです。「これが私だ」というものです（mはaと言い換えられるので、ここではとりあえず両者を同一のものとみなしておきます）。$の方は、aが与えられて、そのaを見ている「私」として成立したものです。それゆえ$はmと違って、像（a）のような実質がありません。いくらか強引かもしれませんが、$が「存在」でmが「属性」であるととりあえず言っておきましょう。属性という用語が存在に対置するには少し弱いのであれば、「意味」といってもかまいません。「私はこれだ」という側面です。かたい言葉でいえば、existentia と essentia に対応します。こうして自己に関する二つの系が発生することになります。

essentia とは読んで字のごとく本質です。私（著者）についていうなら、精神科医であり、男性であり、年齢はいくつであり、大学病院に勤めていて、こんな顔をしていてという、エッセンスであり、属性です。

exsistentia の方は、少し難しいかもしれませんが、次のように考えるとわかりやすいかもしれません。私から、先ほど挙げた属性を一つひとつ取り除いていって、すべて削ぎ落としても、それでもなお残るものです。何も残らないと困りますが、何かが残ります。ロボットなら、部品を全部取ってしまうと、何もなくなってしまいます。ところが、人間にはそういう属性に還元されない、意味には回収されない「何か」が残ります。

よく引かれる例を挙げます。たとえば、アリストテレスという人が歴史上存在します。私は実際に見たこともないし、一次資料に当たったわけでもありませんが、たぶん存在したでしょう。アリストテレスは古代ギリシアの哲学者であり、アレクサンダー大王の家庭教師をやっていました。ところが、ある時信憑性の高い資料が発見されて、実はアレクサンダー大王の家庭教師はアリストテレスではなく、プラトンのある弟子がやっていたことがわかったとします。そうだとしたら、どうなるでしょうか。アリストテレスはアリストテレスのままでしょうか、別の人物になってしまうのでしょうか。

おそらくアリストテレスはアリストテレスであり続けるでしょう。アリストテレスの属性が一つ変わっただけであって、アリストテレス自身が変わってしまって別の人間になるということにはなりません。これが先ほど言った「何か」です。m（＝a）に還元されない存在としての「私」なのです。

そうなると、＄の方がmよりも根源的なものであるように思われます。しかし事情はそう単純ではありません。属性といっても、人にはどうしても譲れないものがあります。たとえば髭を大変大切にしている人がいます。たかが髭と考えるかもしれませんが、イスラムのある種の宗派などでは、髭を剃ることは魂を売るようなものかもしれません。あるいは髭のない関羽は、もはや関羽とは思えない人もいるでしょう。姿かたちがまったく変わっても、私は私でありえるでしょうか？　宇宙人のような生物がやってきて、いきなりスプレーのようなものをかけたら、次の瞬間、私が植物に変身してしまったとします。それでもそれは私だといえるでしょうか？

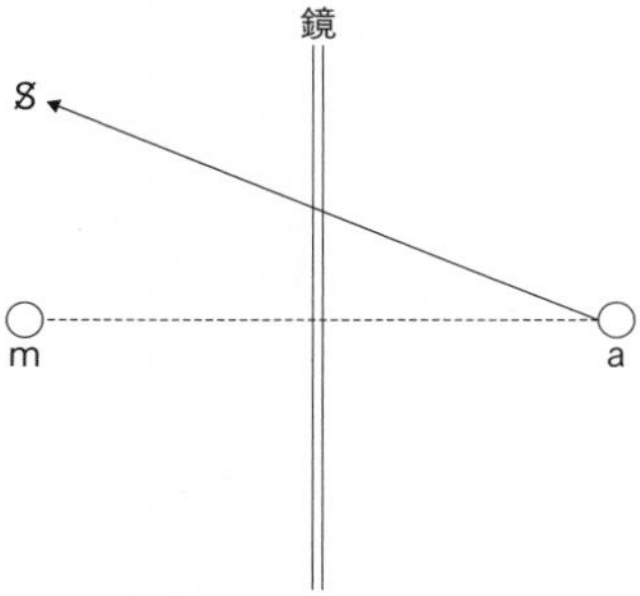

図Ⅲ－5

図Ⅲ－5は図Ⅲ－3を少し改変して、aを媒介にしてS̸が立ち上がることを示したものです。つまり、像であるa（＝m）が先にあって、それに対する主体としてS̸が生み出されるわけです。ですから順序としては属性の方が存在より先にあるといえるかもしれません。このように二つの自己の関係は大変微妙なものなのです。

スキゾイドの場合

私たちはmとS̸の二つのタイプの自己の原基を取り出したのですが、このどちらに重きを置くか、どちらを大切にするかによって、それぞれに対応する二つの類型が取り出せるように思われます。

たとえば、永井均氏[*2]という哲学者がいますが、この人は圧倒的にS̸の側を重視します。「私」に何か奇妙な記号をつけて、〈私〉などと表象しています。この〈私〉は、そんじょそこらの属性が変わってもびくともしないものであって、極端な場合、私が織田信長になっても、ジュリアス・シーザーになっても、一介の老婆になったとしても、この〈私〉であり続けるのです。

まさに存在としての私の究極を語っています。

私の一年後輩に中嶋聡氏という沖縄で開業している精神科医がいますが、私が「いまひとつ永井均の〈私〉というものがピンとこない」と言うと、「え？　先生にはわからないんですか」と怪訝な顔をするのです。彼によると、「自分が織田信長であるとしても私は私だ」というのがわからないと、統合失調症の人の気持ちはわからないのだそうです。このあたりには、越すに越せない気質の壁のようなものがあるとしみじみ感じます。

スキゾイドの人は、ここでいうaのように、自分をまさに与えてくれるモメント、つまりは「根づき」のようなものが弱いということが、心理的な体質としてあるのではないでしょうか。ですから、$\$$が現実に縛られることなく、いともたやすく時空を超えることができるのかもしれません。超然たる彼らのあり方です。また、統合失調症で自己が多数化するという症状が時々みられますが、それもこうした背景から生ずるのでしょう。この多数化は、解離とは決定的に異なります。

こういったスキゾイドが、思春期に自己の同一性をめぐる危機に瀕すると、自分を与えてくれるaのようなものをしゃにむに求めます。aがなければ、自己（$\$$）はふわふわ漂って、いつ何時どこかへさまよいでて、現実世界に戻れなくなるかもしれない。根づいていない自分を、なりふりかまわず根づかそうとして、自分（a）求め、を探し出そうとする。場合によっては、何が何でもこうならねばならぬ、という切羽詰まったものになります。

＊2　永井均『〈私〉のメタフィジックス』勁草書房、一九八六年

前講のライナー青年を思い出してみてください。彼は性急に税務官になろうと決めました。しかしこの税務官という職業選択から、残念なことに彼の確固たる自己は立ち上がりませんでした。税務官というのはaにあたります。このことは後にスキゾフレニックな解体へとつながる核のようなものとなったのです。

ここで問題なのは、あくまで$はaから立ち上がるはずなのに、その順序が逆になっているように思われることです。このことをちょっと味わうために、異国の街で職務質問を受ける場面を考えてみましょう。ホテルにパスポートを置いて出たところで、警察に尋問されたとします。言葉が通じないとして、どうやって身の証しを立てるでしょうか。おそらく大変困惑することになります。もし、パスポートを所持していたら、それを見せることによって、たぶん一件落着となるでしょう。私の友人で、自分のパスポートを示さずに、警官に警察手帳を示すように求めた人がいました。以前そういう詐欺に遭ったことがあったのです。そばにいた人が、「この人は警官だから、あなたはちゃんと対応した方がいいですよ」と忠告してくれたのですが、そう言ってくれた人もグルではないかと思って拒否したので、署まで連れて行かれました。

いずれにせよ、私も警官も、それだけでは身の証しを立てられない、「私は私だ」と言ってもはじまらないのです。パスポートなり、警察手帳を示さなければなりません。そして、パスポートが正当なものであるというのは、そこに貼ってある写真と照合することによってです。つまり私は私の写真、私の像（a）によって、私であると認められるのです。普段は確固たる自己（$）があると思い込んでいるのですが、ちょっとした危機的状況で、それはがらがらと崩れてしまうのです。

「おまえは誰だ?」

スキゾイドにとって最も危ない場面があるとすれば、それは「おまえは誰だ?」と問われる局面です。たとえばライナー青年は、「君はいったい何になるんだ?」という、彼が感じた社会からの圧力、あるいは父親からの問いかけに遭遇したのを契機に、発病への道をたどりはじめました。「おまえは誰だ?」という問い、あるいは「大人になりなさい」、「何かになりなさい」というメッセージは、人間が子どもから大人になるまでにかならず来るのですが、スキゾイドにとって、それが時として自我の壊乱につながるような危機となりうるのです。

私が印象に残っているケースをお話しします。この患者さんは渡辺さん(仮名)というのですが、一〇年ぐらい前まで私が主治医として担当していた方で、当時四〇歳過ぎの男性です。すでに長く入院生活を送られていました。病院のそばに実家があって、両親が住んでおられるのですが、週末ごとにそこに外泊していました。私は時折「退院してみてはいかがですか」などと水を向けてみるのですが、「いや、まだ早いです」などと言ってかわされるのがつねでした。病状は落ち着いており、淡々と病棟での生活を過ごしておられ、私の意識にそれほど強く刻印されるような事例ではありませんでした。

ある夏の日、お母さんが時候の挨拶に来られたのですが、世間話などをしているうちに、彼が発症した頃のことにふと話が及びました。私が彼の主治医になったのは随分あとになってからということもあって、発症当時のことについては、迂闊《うかつ》にもそれほどくわしくは知らなかったのです。

当時、彼はある進学校の高校生でした。ある時教室で何か物がなくなるという事件が起こりました。ホームルームでそれが問題になって、誰が盗ったんだとか、どこへ行ったんだという話になったときに、担任の先生が冗談めかして「渡辺、おまえがやったんじゃないのか」と言ったのです。ほんの気楽な感じでそう言ったらしいのです。ところが、彼はその日帰宅するや、その後いっさい学校に行かなくなってしまいました。「先生がそんなことを言うなんて許せない」と、家にひきこもってしまったのです。担任の先生は非常にまずいことをやってしまったと思ったらしく、何度も何度も彼の家に訪ねてきて謝ったのですが、彼はついぞ学校に行くことはありませんでした。そして不幸なことに、まもなくして統合失調症を発症したのです。

このケースで示されているのは、統合失調症の不意打ち体験による発病です。まさか自分が疑われるとは思ってもいない。そもそもそんなことは考えすらしない、まったく無垢で、疑われたり裏切られたりすることに対する免疫というものがない、そんな彼がいきなり不意打ちをくらって、がらがらと世界が崩れ落ちてしまった。あまりにも劇的な発症パターンで、しかも普段の彼の淡々とした慢性期の病棟の生活とのコントラストが激しすぎて、私はそこから先の了解を進める作業をしませんでした。

ここで問題となっているのは、他者からの名指し、指名です。「渡辺、おまえがやったんじゃないのか」ということで、彼はにわかに指示対象になる。これは彼という存在を浮き上がらせて、静かに目立たない学校生活を送っていたところに、いきなり舞台の中心に引っ張り出すような体験だったのだろうと思います。ただそれだけにはとどまらないのです。

みなさんも、彼と同じ立場に置かれたら、どのようにふるまうか想像してみてください。私だったら、きっとものすごく憤慨すると思います。そして抗弁するでしょう。しかし抗弁すればするほど、立場が悪くなっていく。「やってない。やっているわけがないじゃないですか」とむきになり、かえって自分の立場を損ね、なんとなく後味の悪い結末になるだろうと思います。

彼の場合、「渡辺、おまえがやったんじゃないのか」と言われたときに、その瞬間から彼はもう無垢なものではなくなってしまったのです。そのままでは嫌疑をかけられたままです。しかしかといって、「私じゃありません」という言葉を発したとたん、その反論している自分は、もはや無垢な自分ではなくなってしまうのです。「私じゃありません」と言うことによって、「私じゃありません」と抗弁しなくてはいけない自分というものを抱え込んでしまう。もはや何も言わなくてもよい自分というものが失われてしまったのです。こうして彼の中に亀裂が走ったのでしょう。

こうした機制について、新宮一成氏[*3]はシェイクスピアの『オセロ』を引いて説明していますが、私なりに解説しておきます。ムーア人の将軍オセロには、美しい妻、デズデモーナがいます。そのオセロを陥れるために、部下のイアーゴがなんとなくわけありに見えるハンカチーフか何かを、それとなくオセロの目につくところに置くなどして、デズデモーナに対する疑心暗鬼を起こさせるのです。罠にかかって嫌疑をかけるオセロに、デズデモーナは「私はあなたを愛しています」、「私は潔白です」と必死で訴えます。それはそうです。デズデモーナはオセロを愛しており、もちろん不

＊3　新宮一成『無意識の病理学——クラインとラカン』金剛出版、一九八九年

貞も働いていないわけです。しかし、言えば言うほど、オセロは疑いを深めていく。そして最後には、首を絞めて殺してしまいます。ここで示されているのは、「潔白であること」と、「潔白であると主張すること」の間の微妙な較差です。「潔白です」と言うことは、その言葉は潔白であることを意味していますが、言っているその人を、もはや無垢なままにはおきません。端的に潔白であったのが、〈潔白―不貞〉の二項対立の世界に足を踏み入れざるをえなくなったのです。

母によると、患者は手のかからない素直な子、統合失調症の病前性格の定番ともいえる子どもだったそうです。どこか現実に根づいておらず、世の中の下世話なことに離隔をもって生きていたのです。教師の一言によって、彼は端的に無垢な自分から、無垢であることを証拠立てなければならない自分へと転轍しなければならなかったのです。しかしそれは不幸なことに彼にとって乗り越えがたい壁でした。新たなaから$が立ち上がらなかったのです。結局彼は自分は潔白であると主張しませんでした。言えば、無実を証拠立てる下世話な自分というものができてしまう。結局彼は、真空の中で、口をパクパクさせるしかないような状態だったのでしょう。能弁なシェイクスピア劇とは対照的に、まさに沈黙の悲劇とでもいうべきものです。

メランコリーの場合

次にaの側、つまりは「譲れない私」というものについて触れておきます。これはおそらくはもうひとつの大きな病である気分障害、躁うつ病の病理にかかわってくるだろうと思います。

先ほどは永井均氏をはじめとして、$の側を大事にする人を紹介しましたが、aの方がむしろわかりやすいかもしれません。おそらく多くの人が、私に帰属するもの、私の属性を大切にしているでしょう。ただ、aは単に属性という言葉には収まりきらない射程をもっています。なぜなら、原初的な場面においてaは私の中核となるものだからです。属性と言ってしまうと、いったん私ができたうえで、その私に帰属してるものという、ちょっと気楽な意味にとられてしまう危険があります。パスカルは、「なぜ私がここにいて、あそこにいるんじゃないのか。なぜこの私なのだろうか」という問いをずっと抱き続けていました。ほかでもない「この私」であるのはどうしてなんだろう、たまたま「この私」であるという偶有性（contingency）の不可思議さ、最も根源的な次元では、aはこうしたものとかかわってきます。つまり私を作り上げた大もと、そのまわりで私が構成されることになる核、そういったものであるポテンシャリティを秘めているのです。ですから、$よりもプライマリーな次元にあるのかもしれません。一般に躁うつ病の病理というのは、統合失調症よりも病態水準が浅いといわれますが、それについては一考の余地があります。

一時代前のうつ病の場合、その発病には、何が何でもこうでなければならぬ私というものがかかわっていました。中年期になって、どうしても変えられぬ自分が出てきます。青年期のような譲れなさとは異なるのですが、これ以外ではやっていけないというほど切実なものになります。たとえば、私が今から外科医をやれと言われたら困ります。会社員をやれと言われても、もう一〇年前だったらできたかもしれないですけど、今はちょっとできません。かけがえのない自分のキャリアというものが蓄積されて、もう容易には変更できなくなってしまいます。こうしたものを喪失するということが、発病と密接にかかわってくるだろうと思います。

たとえばメランコリー親和型性格（Typus melancholicus）とか、執着気質をバックグラウンドにして、会社でよき社員として確固たる自分を作り上げた人が、たとえば、昇進をする、あるいは体力的に行き詰まってくることで、それまでの自分とは違った生き方が要請される局面がやって来ることがあります。その時、絶対に捨てがたい自分というものが失われる、という喪失の病理が発動することになります。

昨今急激に増えた若年の症例では、さらに深刻な事態が生じているように思われます。歴史的に積み上げられたものとしての自己aというよりは、そもそもが自分の核になるはずのa自体にまで、病理が深く達しているように思われます。うつ病は「合体の病」ともいわれてきましたが、こうした事例では、むしろ自己の確立をめぐるクリティカルな病理がしばしば認められます。そのうち気分障害は「自立をめぐる病」といわれるようになるかもしれません。このことはまた第Ⅶ講で取り上げたいと思います。

3 「ほら、僕よ」――まなざしの力

鏡の中にいるのは誰か？

ここまで、私の立ち上がる局面というのを鏡のメタファーを使って論じてきました。その際、二つのタイプの自己が抽出されました。そして、まず最初に像の方が与えられ、しかる後に、それを

見ていたはずの「私」という審級《エージェント》が産出され、最終的には「私が像を見ている」という形に収束するという、逆説的な主体生成のドラマを見ました。最後の正常化のプロセスがどうして起こるかというのは、かなり難しい問題であり、開かれたままにしておきたいと思いますが、このこと以外にも、重要な問題が残されています。

ここでみなさんも実際に鏡に向っていただくか、あるいはそういう場面を想定してみてください。鏡に自分の像が映っています。像が与えられて、それを見ている私ができることを繰り返し確認してきました。だが少し立ち止まって考えてみてください。私たちはなぜ映っている像が自分だとわかるのでしょうか。これについてラカンは解答を与えていないように思います。

鏡の中にはいつもの見慣れた自分が映っています。しかし私たちが想定しているのは、まだ自分というものが成立していない時点なのです。そこから、「あ、これは僕だ」と気づく相へジャンプすること、このことは鏡像段階の中で起こる最も大きな出来事であり、人間をその他の動物から区別するものです。サルは鏡の中の像に興味を示し、鏡の後ろ側を捜したりしますが、像が自分であると気づく瞬間は訪れません。

しかし幼児と像が向き合ったままでは、この閉じられた関係を乗り越えることはできそうにもなく、事態は暗礁に乗り上げてしまいます。おそらくはそこに母親が登場するのでしょう。母が子どもを抱いて鏡に向き合うとき、この行き詰まった状況が打開されることになります。母は子をあやしながら鏡に向かい、子どもは鏡の中に母に抱かれた姿を見ます。いよいよ子どもが像は自分だと気づく瞬間が近づきます。

それでもなお、その瞬間が到来するには隔たりがあります。なぜ像がほかならぬ私だと気づくのでしょうか。そのためには、それに先んじて「私」が立ち上がっていなければならないのではないでしょうか。

像を見ているのは誰か？

つまり「この像は僕だ」と気づく前に、「像を見ているのは僕なんだ」ということが成り立っていなければなりません。単に形象としての自己像を見ているだけでは、それが自分の像であるということばかりか、見ているのが自分だということにさえ気づきません。

もう一度、鏡の前で母に抱かれた場面を思い浮かべてみましょう。おそらく母は、像の中の子どもを指して、「ほら、僕よ」と話しかけるのではないでしょうか。子どもは鏡の中の母から呼びかけられます。

鏡の中の像は、物理的には平板なものです。しかしその中で、色や形には還元されない特権的なものがあります。それは実際鏡に向き合えばすぐにわかります。すなわち「まなざし」です。鏡の中の子どもを見て、母は「ほら、僕よ」と語りかけます。子どもは鏡の中の母のまなざしから、「ほら、僕よ」と呼びかけられるのです。

もう一度、自己が生成する図式を思い起こしてください。こうしてみると、自己像の位置にあるaとは、母にまなざされてはじめて自己の原基となるものであることがわかるでしょう。あるいはaの位置にあるのは母のまなざしそのものであるかもしれません。それは主体の最も内奥で、自己の核を形成しているのです。

ここまでくると、「鏡はメタファーである」といった意味がもはや明らかでしょう。鏡はもう要らなくなりました。母が子どもに向かって呼びかければよいのです。しばしば鏡像段階の鏡は母であるといわれます。ただ、それは母の像が自己像のマトリックスになるのだというような意味でしかいわれません。そうではなく、重要なのはまなざしなのです。

母のまなざしは「ほら、僕よ」と呼びかけます。子どもはまだ自己というまとまりをもたず、その中身はぐちゃぐちゃの状態です。そしてまだ話すこともできません。それでも母は「この子には自我がある」、「この子はひとつの主体だ」という想定のもとに、見つめ、そして語りかけます。

この母の想定（assumption）こそ、子どもの中に「私」を立ち上げるのです。母に見つめられることによって、私は匿名のものではなく、ほかならぬ「私」というものになります。何度も言うように、私は最初から私ではありません。私とは「他者の他者」なのです。

まなざしの見守り

まなざしというのは、微妙なものです。この空間の中にまなざしを書き込めといっても書けない。実体としてあるようなものではありません。しかしわれわれは、ふと人の視線を感じたりすることがあります。後ろから見つめられているのではないかと、はっと振り返ることもあります。まなざしというのは、目のような形象として捉えられないもの、五感には還元されないような何かです。実体はありませんが、それは「愛されている」という直感を与えたり、対人恐怖のような不幸な病

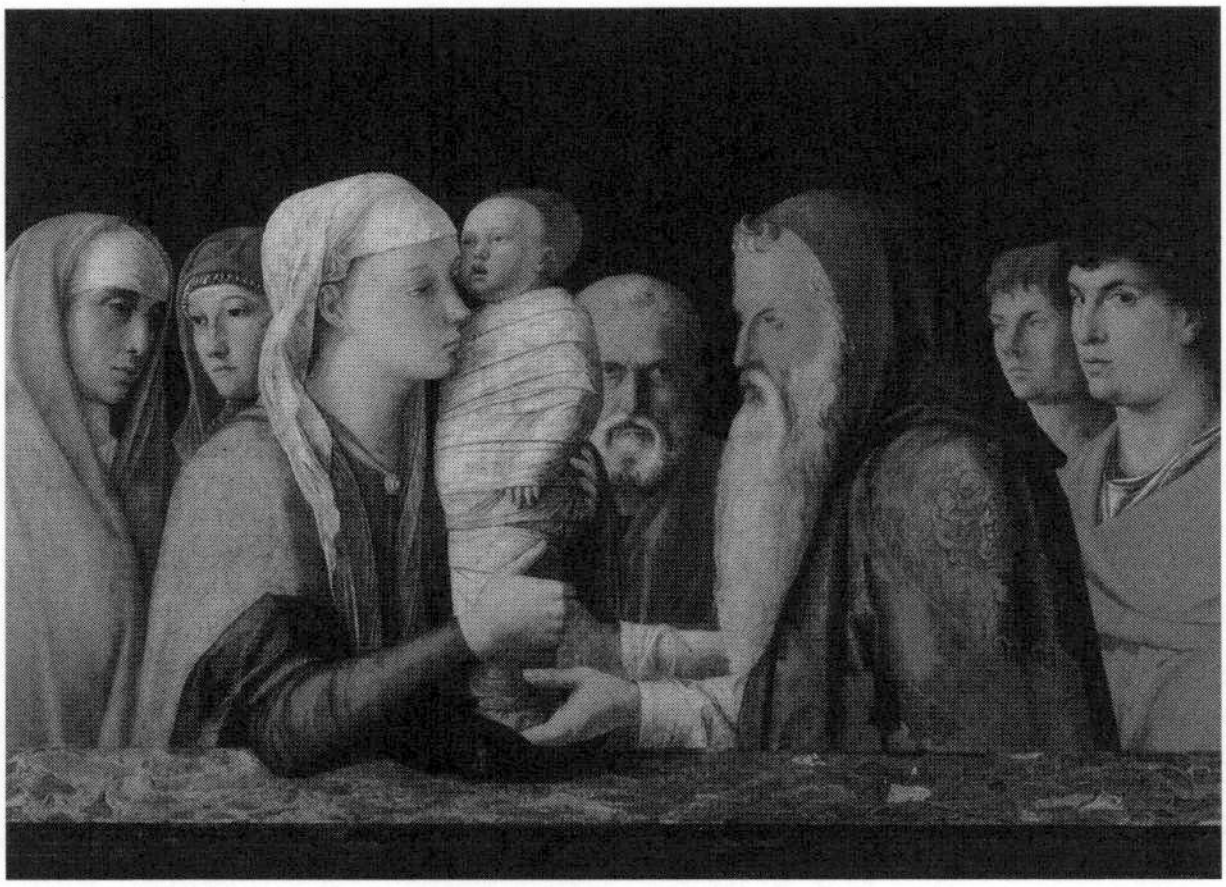

図Ⅲ－6

理を生み出したりします。

ひとつ、絵をご覧に入れます（図Ⅲ－6）。これは一五世紀から一六世紀にかけて活躍したベネチアの画家、ジョヴァンニ・ベッリーニの『神殿奉献』（一四六〇）という絵です。有名なベリーニというカクテルは彼の名前に由来しています。それはともかく、作家・評論家の岡崎乾二郎氏[*4]がこれについて見事な論考を展開しています。

従来の西欧絵画では、絵の構成や内容に中心となるものがあったのですが、この絵で特徴的なことは描かれている人物たちの視線がばらばらなことです。しかもそれぞれの視線は自己主張しながらさまざまな方向を向いています。一番右端の人物などはこちら側を見ています。ある人物に着目すると、その視線によって、このタブロー全体を見渡すことができなくなります。別の人物に目を移すと、同じようなことが起こります。このように画面が寸断されています。こういったことでまなざしの力を感じることができるでしょう。

　ウィトゲンシュタインという哲学者は、私の視野の中に、それが私の知覚であることを示すものは何もないことを発見して驚愕します。たしかにそうかもしれません。しかし私たちは一方的にまなざしているのではありません。私が友人の顔を見るとき、同時に私は友人から見つめ返されます。そしてその視線はある時には強く、また別の時には穏やかに、「私」という意識を立ち上げます。人にかぎらず、物を見ているときでも同じようなことが起こります。私が壁を見つめるとき、壁は私に「これは君の体験だよ」というふうに語りかけてきているのだと思います。メルロー＝ポンティは、波間にきらめく瓶のようなものを見たときに、私が瓶を見るのではなく、瓶に見られていると感じた体験を記述しています。単に知覚に還元できない、何か「これがおまえだよ」というふうに語りかけてくるものを、外界は私たちに与えているのです。

　このように、まなざしは飛び交っているものです。ただ私たちは、電磁波と同じように、気づかないだけなのです。統合失調症では、このまなざし意識というものが極端に突出してきて、しばしば注察感として症状化します。自分をつけ回し、陰謀を張りめぐらし、監視しているようなまなざしとして立ち現れる。ほとんどの場合が悪意をもったもので、恩寵のまなざしではありません。

　一方、私たちはこうしたまなざしがあるのに気づかないでいられるわけです。どうして気づかずにすむかはわかりませんが、おそらく気づかずにいられるのが、恩寵の恩寵たるゆえんなのでしょ

＊4　岡崎乾二郎『ルネサンス　経験の条件』筑摩書房、二〇〇一年

う。ラカンの理論に欠けているのは、こうしたあたたかく見守るまなざしではないかと思います。

4 純粋な贈与

私を立ち上げてくれた母のまなざしとはどのような性質のものだったのでしょうか。いわゆる「ほどよい母親（good enough mother）」が子どもを見つめるとき、そのまなざしは押しつけがましいものではなく、ただただ与えるまなざしです。その視線は何の見返りも求めず、ただ見つめ、慈しんで、語りかけるというまなざしです。おそらくそういうまなざしは、みずから引いて、身を隠すのでしょう。あるいは何のけれんみもなく過ぎ去っていくものなのでしょう。私たちを与えてくれたのは、こうした「純粋な贈与」なのです。

たとえば、私が誰かにプレゼントをするとします。しかしその際、相手に何の見返りも求めずに行うことは結構難しいものです。相手になんらかの負債の念を起こさせないことはさらに難しい。私はただプレゼントしたかっただけなのに、相手ははなはだ恐縮していたり、負担に感じたり、面倒だと思ったりするのではないでしょうか。純粋な贈与、本当に無償な行為というのは難しい。

日本の茶の湯などは、おそらくこの純粋な贈与というものを、一服の茶をたてるという行為の中に実現しようとしたものだと思います。ドナルド・レインの本の中には、統合失調症の患者が、ただそっとお茶を入れてくれた行為に感激する場面が出てきます。彼らはこの見返りのなさに対して、きわめて敏感なセンサーをもっています。

中井久夫氏が言うには、えてして二年目くらいの精神科医が、統合失調症をよい回復に導くことがあります。おそらくこの年代は純粋な贈与ができるのでしょう。雑念にとらわれず、患者のためにやみくもに一生懸命になれる。その一生懸命さが無償のものであることに、患者はすぐに気づいてくれます。ただ、これは巧んでできることではない。無償で与えようなどと意図したとたんに、もうそれはだめになっています。何かのためにとか、何かをもくろんでやるというのはすでに頽落しているのです。経験を積むと、自分の臨床に対して少し冷静に振り返ることができたり、いろいろなタクティクスを覚えるようになりますが、そうすると、統合失調症の臨床は下手になるかもしれない。経験や医学的知識が増えると、率直に彼らと向き合うことが難しくなる。臨床をとりまく環境も変わってきます。お金を稼がなきゃいけないとか、昇進したいとか、論文を書かねばとか、いろんな下世話なことが出てくる。そういうことも、如実に影響を与えます。

統合失調症の臨床は二年目をピークとして、あとは下がるだけというのはちょっと寂しい見方です。最近になって気づいたのですが、六〇歳、七〇歳、あるいは八〇歳ぐらいになると、本当に無償で、何の見返りもなく患者と向き合える時期が来るのかもしれません。ただこの人、ただこの子のために、というような率直な心境になれるのではないか、それまで長生きできればよいなと思います。

こうしてみたように、「私」というのは、純粋な贈与をもって立ち上がったものなのです。繰り返しになりますが、「私」というのは、脳が自動的に立ち上げることはできません。脳から創発され、そしていったん確立すると、脳を統制するものとなります。この講で、鏡のメタファーを使いながら、自己が立ち上がる場面を見定めようとしたとき、最後に突き当たった結論というのは、「私」は母、あるいはその機能をになう人物からの無償の贈与によって与えられるということでした。

そしてその母は、おそらくはそのまた母から贈与を受け、その母はまたその母から贈与を受け、という具合に、「私」というのは連綿と受け継がれてきたのです。それは遺伝によるものでも、物質によるものでもありません。しかし、もし慈しんで子どもを抱くとか、見つめるとか、語りかけるということができなくなってしまったら、どうなるでしょうか。ウィトゲンシュタインは、「私の見出した世界」という本を書くとすれば、主観つまり「私」はこの書物の中で話題にできない唯一のものであると述べています。「私」とはまさに脳の中の幽霊であり、また世界の中の幽霊なのです。いつ何時、それは消えうせてしまうかもしれません。

第Ⅳ講　言葉への道

第Ⅳ講では言語を取り上げます。ここに来て、物質から精神へ向けての進化をたどるわれわれの行程も最終段階を迎えることになります。そこで出てくるのが「言語」というものであり、それは精神の基本的要素とでもいうべきものなのです。

実際、私たちの臨床のいとなみというものは、絵画や音楽を使う場合もありますが、ほとんどが言語というものを介して行われます。言葉なしに精神科臨床というものは成り立ちません。さらに、こうした経験的なレベルにとどまらず、言語というものは構造的に「精神の要素」として位置づけられるべきものなのです。

何度も示したように、脳とは自律して作動することのできない臓器です。ですから、外に向かって開かれています。唇という器官が外部にめくれあがっているのと同じように、われわれの存在には、外を経由するという回路がどうしても必要になってくるのです。しかも、この回路は安定して描かれるとはかぎらない。環境と調和した回路ができることはあらかじめ保証されているわけではないのです。

そこで必要とされたのが、「他者」という存在でした。他者の像、さらには他者のまなざしによって、私たちの自己というものが立ち上がったのです。そして、「私」というのはなんら実体のないものであるにもかかわらず、体験をまさに「私の」体験として統制し、脳を補塡するものでした。言い換えれば、自己というものによって、私たちの精神はまとまり、脳は一定の安定に達したのです。

しかし、自己というのは必ずしも堅固なものでないことは、すでにみてきました。そうすると、脳にとって、あるいは精神にとって、より堅固な安全装置が必要になってきます。他者から与えられ、そのつど立ち上がる「私」よりも堅固であり、さらには「私」を維持するもの、それが言語というものであること、そのことをこの講で示そうと思います。

1 人間は言語をどうとらえてきたのか

いったい言語とはどういうものなのでしょうか。この問いに答えるのは容易なことではありません。なぜなら言語というものは、私たちの精神の奥深くまで入り込んでおり、それを明るみに出すことは大変困難な作業になるからです。言語を対象として距離をもって捉えるのは難しい。むしろ言語のおかげで私たちの精神は物事に対して距離をとることができるとさえいえるのです。そして言語を介して言語を論じなければならないという自己言及の壁が、私たちの前に立ちはだかっています。

ある意味では、われわれの精神は厄介なものを抱え込んでいるのかもしれません。できれば言語については考えることなしにすませたい、どうも私たちの中には言語アレルギーといったものがあるようです。それは従来の言語観を一瞥してみればわかります。

一番ポピュラーな考え方は、言葉を道具であるとみなす、言語道具観です。つまり伝達、コミュニケーションの道具であり、自己表現の手段であるということです。おそらくほとんどの人は「言語とは何か」と問われれば、とりあえずそう答えるでしょう。それ以外の解答があるなどとは思ってもみない人や、「なぜわざわざそのような問いを立てるのか」といぶかる人も多いのではないでしょうか。道具観を批判する人でさえ、ともすればいつのまにかこうした考え方にはまり込んでいます。まるで、私たちに埋め込まれた言語に、そのように考えるよう操られているのではないかとさえ思われるくらいに、道具観は執拗に立ち上がってくるのです。

こうした道具観を早くから敵視する人もいました。その代表がジャン＝ジャック・ルソーです。彼の思想をごく単純化してしまえば、人間というのはそもそも原始においては自然な状態にあり、文明によって毒されたのだという図式になります。自然状態においては、魂と魂が直接交信し合い、通じ合います。そもそも言葉など要らないような状態を始原に想定していました。言葉を使う場合にも、まるで音楽を奏でるようなもので、道具というよりは合図のようなもの、あるいは歌のような、詩のようなものであった、つまりは魂や身体にとって透明なものであったとされるのです。精神科医でもあったジャン・スタロバンスキーは「人と言語はもはや相互に外的なものではなくなる。人は感動であり、感動は直ちに言語なのである。人、言語、感動はもはや区別されないのだ。これはルソーの理想であった」と述べています。

literal/metaphorical

ルソーの想定にはちょっと無理がありますが、言語がもっと生命的なものであるとか、魂というものに近かった時代は、おそらくあったのではないかと思います。少し横道にそれますが、彼の言語観の中でなるほどと思うのは、字義性（literal：辞書的な意味）と隠喩性（metaphorical：比喩的な意味）の関係です。たとえば、「赤」という言葉を考えれば、文字通り赤い色を指すということがliteralであり、その赤から「赤い血潮」、「赤く燃える情熱」、「真っ赤な嘘」、「赤っ恥」、「赤ちゃん」などとつむぎだされるのがmetaphoricalです。通常は、literalがまず確定していて、その変形として、場合によっては不正使用、本来の妥当な使い方をはずれたものがmetaphoricalであるとされます。これは正統的な言語学の考え方ですが、端的に間違ったものであると言っておきます。

ルソーの言うように、始原において言語は今よりもずっと生き生きとしたものだったのではないでしょうか。始原でなくとも、子どもが言葉を覚えるとき、あるいは詩人が詩句を創造するときには、そうなのではないでしょうか。そもそも最初から、「赤」という言葉が、「ある一定の波長をもった電磁波」というような冷たい定義をもっていたはずはないし、そこまでいわなくても、単なる物理的な性状を指していたとはちょっと考えにくいのです。血、情熱、太陽、乳飲み子、恥ずかしさ、こうした広がりをもった何か「赤」というものがあったのではないか。literal も metaphorical もないような段階、というよりも literal がない metaphorical な段階があったような気がします。

言葉というのは、それを発することによってひとつの世界を開きます。「赤」という言葉が発せられると、その発した人にひとつのパースペクティヴが与えられます。物事には最初から意味が確定されているわけではないのですから、言葉を辞書の中から取り出して当てはめるようなものではなかったはずです。実際には metaphorical なものが、使用されているうちに、共通の意味が沈殿してきて、辞書的な意味が確定されるという進行だったはずです。literal とは、使い古されたもの、詩人マラルメの言葉を借りるなら、「すりへった貨幣」のようなものなのです。

ですからルソーの言い分はわからないわけではありません。未開人が「赤」と言ったときには、われわれよりもっと豊かな意味が喚起されるでしょうし、言葉のやりとりの場面でも、単に伝達のツールのように使われるのではなく、スポーツでアイコンタクトといわれる現象に似て、もっとヴィヴィッドなものではなかったかと想像されます。とはいえ、ルソーが言うように、まったく言語の要らない無垢な魂とか、無垢な身体とか、そういったものがあったかというと、それはいささか理想化しすぎですし、言語を文明のもたらした禍であるとするなら、言語のもつ人間的事実を見落としてしまうことになります。

言語論的転回

そうすると、やはり言語というのは道具なのではないかという考えが頭をもたげてきます。しかし言語道具観もルソーの言語論も、次のような共通点があります。それは、両者ともその根底に「言語は透明であってほしい」という願望をもっているということです。道具観は、言語以前の純粋な意味、かたい言葉でいえばイデアのようなものがまずあること、を想定しています。言語はそれを表現するもの、伝えるものであり、やむをえない迂回、必要悪のようなものと位置づけられます。ルソーの場合には、自然状態では言語は純粋な魂や身体にとっての透明な衣装であり、また文明においては自然状態を堕落させる災禍となって取りつくものになります。いずれにせよ、言語は純粋なイデアや魂に対する汚れ、穢《けが》れであり、できればそれなしにすませたいという願望が読み取れます。ヴァルター・ベンヤミンの言うように、こうした言語観には、イデアや魂が直接交感する神の世界から堕落した人間の背負わざるをえない宿命のようなものとして言語が位置づけられており、透明なることへの願望には始原への郷愁が感じられます。

もうひとつ、両者に共通するものとして、あくまで私たちが言葉の主人であるという構図があります。言語道具観はいうまでもなく、ルソーにおいてもこの図式は同じです。おそらくこれは近代になってより顕著になったものだろうと思います。つまり神から自立した人間というものを背景にしているのです。あくまで私が言語の主人であるという考え方、これはポスト近代といわれる現在でも、執拗にわれわれに取りついています。

しかし一〇〇年前頃から、この言語に対する主体中心主義というものが、思想史の先端的な領域で一斉に問題にされはじめました。たとえば一九世紀の終わり頃から、フレーゲ、ラッセル、ウィトゲンシュタンと連なる言語哲学の系譜、あるいはソシュールの言語学が出現します。そこでは主体と言語の関係を転倒する試みが行われ、言語は自己の中に深く根づいてしまっており、その言語からわれわれは容易に自由にはなれないことが確認されたのです。さらにそれにとどまらず、その言語について思考すること、言語を通して言語について語ることが試みられたのです。

哲学や言語学に加えて、もうひとつ重要なものとして忘れてならないのは精神分析です。本講ではまずフロイトのテクストを手がかりにしたいと思います。

2 フォルト／ダー

私たちがいかに言葉の世界に入ったのかというクリティカルな問題について、フロイトは大変重要な論考を提出しています。ここで『快楽原則の彼岸』という一九二〇年に書かれたテクストの一節を紹介します。

その子供は、知的な発達の点ではけっして早熟ではなかった。生後一年半で、ようやく、ごくわずかの明瞭な言葉をしゃべり、そのほかは身近の者だけに理解される、いくつかの意味のある音声をあやつっていた。だが、その子は両親と一人っきりの女中になじんでいたし、「お行儀のよい」性質のせいでほめられていた。夜間、両親を困らせもせず、いいつけをよくまもって、いろいろな道具をいじったりしないし、禁じられた部屋へ行ったりしなかった。とりわけ、母親が何時間も傍にいないことがあっても、けっして泣いたりはしなかった。といっても、この子は母親がじぶんの乳でそだてたうえに、他人《ひと》の手をいっさい借りずに世話してきたので、心から母親になついていた。この感心な子が、ときおり困った癖を現わしはじめた。つまり、何でも手に入るこまごましたものを、部屋のすみや寝台の下などに、遠くほうり投げるので、そのおもちゃを捜し集めるのがひと苦労になるしまつだったのである。そのさい、子供は興味と満足の表情を表わして、高い、長く引っぱった、オーオーオーオ、という叫び声を立てた。母親と私の一致した判断によると、それは間投詞ではなくて、「いない」fort の意味であった。私はついに、それは一種の遊戯であって、自分のおもちゃを、みな、ただ「いない、いない」遊びにだけ利用していることに気づいた。ある日、私はこの見解をたしかめる観察をした。子供は、ひもを巻きつけた木製の糸巻きをもっていた。子供には、糸巻きを床にころがして引っぱって歩くこと、つまり、車ごっこをすることなどは思いつかず、ひもの端をもちながら蔽いをかけた自分の小さな寝台のへりごしに、その糸巻きをたくみに投げこんだ。こうして糸巻きが姿を消すと、子供は例の意味ありげな、オーオーオーオをいい、それからひもを引っぱって糸巻きをふたたび寝台から出し、それが出てくると、こんどは嬉しげな「いた」Da という言葉でむかえた。これは消滅と再現とを現わす完全な遊戯だったわけである。

フロイト『快楽原則の彼岸』小此木啓吾訳、『フロイト著作集第六巻』人文書院、一九七〇年

これは「糸巻き遊びのシーン」などといわれるものです。ここに出てくる子どもはフロイトの孫

表Ⅳ－1　フォルト／ダー

1．母の代理
2．受動から能動へ
3．現前からの解放
4．母の断念
5．根源的メランコリー

です。おそらく糸巻きに紐のようなものが付いていて、子どもはそれを向こうに投げる。投げて見えなくなると、「フォルト（＝いない）」と言い、紐を引っぱって、糸巻きが姿を現すと、「ダー（＝いた）」と言う。このフォルト／ダーの組み合わせは、人間が言葉の世界の中に入るまさにその瞬間を物語っているのです。大変クリティカルな局面がここに描かれているのであって、これについて表Ⅳ－1に示したような五つくらいの観点から考察してみたいと思います。

母の代理

まず、明らかに糸巻きというのは母親の代理であると考えられます。いうまでもなく、糸巻きが見えなくなると「フォルト」と言うのは、母親がいない、行ってしまったということであり、再び現れて「ダー」と言うのは、母親がいた、戻ってきたということを表しています。子どもは母親を別のものに置き換えたのであり、象徴形成が行われる劇的なシーンです。置き換えとは、言語の一番根底にある機能です。メタサイコロジカルには、いない母親が bad であり、いる母親が good であるというふうに、それぞれ対応する。あるいは、糸巻きが行ってしまったときの自分の状態が bad であり、現れてきたときが good であるともいえるでしょう。

受動から能動へ

第二に、この遊びによって、子どもは受動から能動へと移行します。それまで子どもは、お母さんがいたり、いなかったりすることに対してまったく無力でした。行くことをとめることもできなければ、いつ戻ってくるかもわからない。完全にパッシヴな状態に置かれています。それを子どもは自らの手で、「あっちへ行っちゃえ。いなくなっちゃえ」と言って放り投げるということもできますし、引き戻して「いた」、「あった」、「来た」というふうにすることもできる。実際の母に対しては無力ですが、糸巻きという母の代理に対しては能動へと展開できるのです。ここでまさに体験の主体化が行われているといえるでしょう。

ところで子どもはなぜこの遊びを繰り返すのでしょうか。一度能動性を確保しただけで満足するのではなく、なぜ反復するのでしょうか。母親がいなくなるという破局的な体験を克服したことを、反復によって確認しているのかもしれません。あるいは、いなくなってもかならず戻ってくるということを確かめているのかもしれません。それはさらに、目の前に母がいなくてもどこかにいるのだという、対象の恒常性につながるものかもしれません。

こうした心理的な意義に加えて、私がさらに重要であると考えるのは、次のことです。子どもは、母親が行ってしまったときの自分と、戻ってきたときの自分と、それが同じ自分だということを確認しているのではないでしょうか。それまでは、母親が行くたびに bad になり、戻ってきたら good になっていたのですが、様相がまったく反転しても、自分は同じ自分であることを、二つの状態を行ったり来たりすることによって、確かめているのです。母親がいても、いなくても、自分

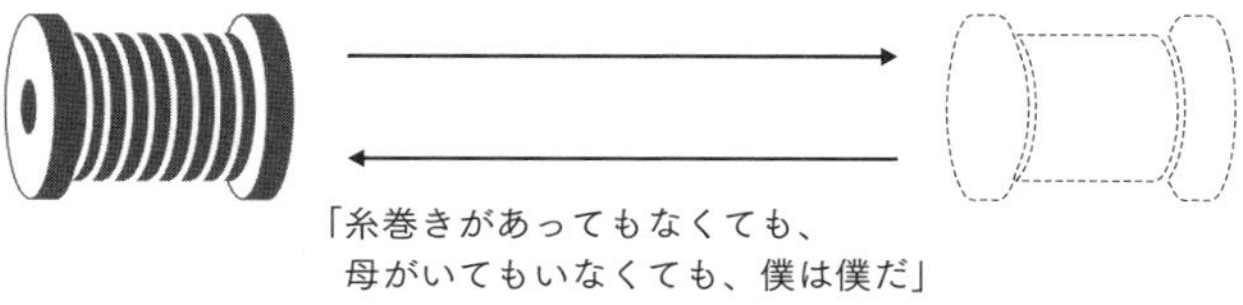
「糸巻きがあってもなくても、
母がいてもいなくても、僕は僕だ」

図Ⅳ－1

は自分なんだと（図Ⅳ－1）。精神分析的にいえば、妄想－分裂態勢（paranoid-schizoid position）から抑うつ態勢（depressive position）に移ったことに対応するのかもしれません。bad な自分と good な自分が統合されていないのが、反復されることによって、同じ自分であることを確認され、そして統合されるということに対応しています。

ここできわめて重大なことが起きていることがおわかりになると思います。母がいようといまいと、私は私なのです。どういう世界でも私は私であり続けるだろう、このことがまさに主体の主体たるゆえんなのです。第Ⅲ講で話しましたように、私というものの中には、「これが私だ」という部分と、「どこへ行っても私は私だ」という二つのモメントが不可欠です。それなしに私は成立しません。糸巻き遊びの局面では、まさに後者の「存在としての自分」が確立するのです。

現前からの解放

三つ目の「現前からの解放」というのは、ちょっと堅苦しい言葉かもしれません。どういうことかというと、言葉の世界に入ることによって、そのつど目の前の現実に張り付いている状態から、自分を引き離すことができるということです。母親がいれば満たされ、いなくなればカタストロフィックになるという、その場その場の現実に振り回されている自分が、その現実から離陸して、距離をとることができるようになったことが、この遊びに含まれているように思います。

例外的に、言葉を獲得する局面をあとから振り返って語れる人がいます。最も有名なのはヘレン・ケラーの場合です。その手記や伝記は、言葉の世界にまさに入るその瞬間とは、いったいどういうものなんだろうかということの参考になります。

家庭教師のサリヴァン先生がヘレンを井戸のところに連れて行って、水を彼女の手のひらに流しては、そこに〝water〟という文字を指でなぞるということを繰り返す有名なシーンがあります。この瞬間、ヘレンは言葉の世界に入る体験をするのですが、その時のことをこういうふうに回想しています。「何か忘れていたものを思い出すような、何とも言えない不思議な気持ちになった。はじめて言葉というものを知ったのです。私をじっと抑えていた、あの目に見えない力が取り除かれ、暗い私の心の中に日が差してくるのがわかりました。……すべてのものには名前があるという感嘆が訪れ、あらゆる名前は新しい考えを生み出した。そして、うちに帰ってみると、私が触れるあらゆる物体が命を持ってうちふるえているようだった」。

ここでヘレンが学んだのは、単に〝water〟という綴りと、水というものとの間に結びつきがあるのだということではありません。そうではなく、すべてのものには名前があるのだということ、つまり言語というものを、一挙に知ったのです。言語というものはまさにこれなんだと。単なる一部の言葉と水の結びつきではなくて、言語的な宇宙を獲得したということです。そしてヘレンが喜んだのは、今ここという知覚的な現前性に縛りつけられた自分から解放されたからだと思います。

いつも目の前の知覚的現実に呪縛され、そのつど、そのつど、対応しなければならない自分から距離ができて、自由を獲得したということです。

ヘレンの手記の中で、ちょっと不思議な一節があります。それは「何か忘れていたものを思い出すような、何とも言えない不思議な気持ちになった」ところです。これはいったいどういうことなのでしょう。ヘレンは身振りで自分の意思を伝えることができましたが、思うように通じないと、しばしば癇癪《かんしゃく》を起こしていました。また、ヘレンはまだ知覚がインタクトだった頃に、大人たちの語らいを聞いています。それは意味も何もわからない、音の連鎖として聞こえていたはずです。つまり、意味と音が離れたもの、言葉とそれが指示するものがまったく分離した状態を経験しています。

そこから一歩進んで、私たちが言葉を習得するとき、おそらく最初は言葉と物の関係に強く縛られるでしょう。「おっぱい」という音の響きと、「おっぱい」の意味するものが、強い結びつきを形成することになります。さらに言葉の世界に入るためには、この状態から自由になる必要がありま す。言葉は言葉だけで機能できるんだということがわからなければなりません。身振りのように、記号としての身体の所作と、それによって意味されるものが強く結びついた状況が振りほどかれなければならないのです。「何か忘れていたものを思い出す」というのは、新宮一成氏の解釈によると、まだ意味のわからない大人たちの語らいと、それ自体で機能できる言葉とが類似しているということです。ヘレンはもはや癇癪を起こす必要がなくなりました。

ラカンは言語の固有性を示すものとして、「犬はニャーニャー、猫はワンワン」というような言葉遊びを挙げています。そこでは言語は自律したシステムとして機能しています。ヘレンが「すべてのものに名前がある」ことに気づいたとき、それは物の世界と言葉の世界は全然別のものであると気づいた瞬間でもあります。その時、まさに彼女はその場その場の意味から、そして現前から、解き放たれたのです。

母の断念

しかしながら、言葉の世界に入るということは、はたしてヘレン・ケラーが回想するように、手放しで幸せなことでしょうか。

私の娘が、三、四歳の頃だったでしょうか、怪獣の図鑑を見ていました。いろんな怪獣のイラストが載っていて、その下に名前が書いてあります。彼女はまだ文字が読めないので、逐一「これは?」と聞きます。「この怪獣は何という名?」と私に尋ねるのです。「これは?」、「ペギラ」。「これは?」、「パゴス」……「アンギラス」……「ゴジラ」とずっと続きます。だんだん私も答えるのに飽きてきたので、あるところで「これは?」と聞かれたとき、「ハルカ」と、つまり私の娘の名前を言ってみたのです。そうしたところ、娘は「キャハハハ」と笑ったのですが、ふと黙って、半分脅えたような怖い顔で私を見上げて、「うしょ?」と言うのです。その時は、「うん、嘘、ごめんね」と言いながら、なぜ嘘だとわかったんだろうと、不思議な気持ちでした。

このエピソードは、娘がすでに言葉の世界に入っていることを示しています。言葉は嘘をつくということを知っているのです。つまり、言葉には言葉独自の世界があり、物の世界と切り離されている。知覚的な現前とは切り離されている別の体系なのだ、ということを彼女は知っていたのです。「うしょ?」とささやいたときの娘の表情に表れた小さなカタストロフを思い出すと、言葉を獲得することが、手放しで喜ばしいことなのかということに、疑問が残ります。つまり四番目の「母の断念」という問題です。

言葉の世界に入ることによって、子どもは現前から解放される一方、生き生きとした現実から切り離されます。生々しいお母さんというものを、糸巻きに変えてしまうのです。母を糸巻きで代理するとき、ここには原初的な母親を断念するという切実なモメントが差し挟まれることになります。われわれは言葉を覚えることによって、ある種のハイマート、故郷というものを失う。大切なものをなくしてしまうということが運命づけられているように思われるのです。

しかも、私たちはすでに言語の世界に住みついていますから、この失った体験を再現することができません。ということは、私たちにとってみれば、原初の母親というのは自分から断念するものではなくて、すでに失われてしまっているのです。これは構造的必然です。言語の世界に入ることは、すなわち、すでに「母はそこにいない」ということになるのです。私たちが生き生きとお母さんと交流していた、おっぱいを吸って満ち足りた、抱かれて安心した、という体験というのは、言葉を獲得した時点で、すでに過ぎ去ったものになるのです。

根源的メランコリー

最初に母と子の満ち足りた関係が想定されました。これをgoodな状態として想定したわけですが、どうもわれわれは恩知らずにできていて、このgoodを忘れています。大抵の場合、badがやって来て、「ああ、こんないいことがあったんだ」とはじめてわかることになります。単純な例ですが、今いる場所の換気が非常に悪くなって、酸素が欠乏して苦しくなる。「ああ、酸素があったんだ」ということに気づくというようなものです。badに遭遇して、goodがわかるという構造になっているのであって、goodが失われてbadになったのではないのです。順序が逆なのです。なくなってはじめて「あった」とわかる。同様に、言葉の世界に入って、はじめて母は失われたものとして生じてくる。満ち足りた母親との体験がかつてあったのだということが、あとから析出してくるのです。

ここが難しいところなのですが、言葉の世界に入ったとたんに、ノスタルジックに「満ち足りた世界があった」とあとから気づくのです。言葉を覚えたがゆえに、言葉の向こう側に、というより言葉の手前に、何かすばらしいものがあったのではないか、というふうにわれわれは想像するのです。それらはすでに失われています。ここにみられるのは決定的な手遅れの構造であり、取り返しがつかない事態なのです。

さらにもう一歩進めるなら、「ひょっとしたら、そんなものははじめからなかったのではないか」というところにまでいたります。そんなものは言葉を獲得したあとの幻想なのだという考え方まで、ほんのわずか一歩です。ここでみられる手遅れの構造と原初的な喪失、それを私は「根源的メランコリー」と呼んでいます。もちろんメランコリーという以上、うつ病という疾病を想定しているわけですが、何も言語の獲得とうつ病とが直接の関連があると言っているわけではありません。ただ、われわれ人間という存在が、言語を不可欠のものとしている以上、構造的にメランコリックなものを抱え込んでいるのだということなのです。この病理は普段はわれわれの奥底深くにひそんでいるのですが、いつ何時、出てくる可能性がないともいえません。言語の世界に入ることによって、われわれは母の不在に耐え、現前から解放され、主体としての自律性を獲得する一方、同時に根源的な手遅れ、原初的な喪失という病理を内包することになります。

「私が悪い」

もうひとつだけ付け加えます。「もはや取り返しがつかない」であるとか、「最初からなかったかもしれない」という根源的メランコリーには、自分が母という存在をだめにしてしまった、母との関係を台なしにしてしまった、という意識がともなわれます。非常に興味深いことですが、なぜだかはわかりません。わかりませんが、どうもわれわれはそういうふうに感じる傾向があります。一種の万能感に通じるものかもしれません。うつ病の人がしばしば「私のせいでみんなに迷惑がかかっている」というような罪悪感を表出しますが、そこにはひそかに万能的な自己を取り戻そうという動きがみられます。

それ以前に、「私のせいだ」というのは、まさに自分に帰すこと、帰責性にほかなりません。大げさではなく、いわゆる近代的な主体であるためのひとつの条件です。たとえばいわゆる「責任能力」ということで問題となるのは、悪いことをしたら、それは自分の責任だということ、レスポンシビリティです。それはまさに主体であるための条件なのです。

たとえば「意識」という単語は英語で conscience といいます。conscience は他方で、「良心」という意味ももちます。つまり人間の意識には、どこかに「疚《やま》しさ」に通じるものがあるのです。突き詰めれば、大事なものを毀《こわ》してしまって自分は自分になったのだということ、自分のせいなのだと引き受けること、そうしたことが含まれているのです。

実は最近、この辺があやしくなっています。自分のせいであることを引き受ける、自分が悪かったと内省する、罪悪感をもつ、落ち込むということ、そうしたことに耐えられない人が増えてきたという気がします。無責任であるとか、あるいはやさしすぎるとか、そういう人たちが目立ちます。もしかしたら人間の概念が変わってきているのかもしれません。それほど重要なことがここには含まれているのです。

症例　四二歳　男性　うつ病

母は気分にむらのある人で、小さい頃からしばしば折檻を受けた。父親が死んだため、大学を中退して家業を継いだ。三〇歳の時、店を大幅に増築することとなったが、土壇場になって、母親が資金を撤回し、別の場所で商売を始めた。

その一年後にうつ病を発症。現在まで一〇年近くなるが、遷延している。この数年は働いている妻をサポートして、家事をやることがようやくできるようになった。しかし、何かの折に、「穴の中に入ってしまった」と形容するような、深い抑うつに陥ってしまう。そんな時には、かならず「自分が悪い」に帰着し、強い希死念慮がともなわれる。

このうつ病の男性は、発症してからもう一〇年になろうとしていますが、いまだに回復にいたっていません。母親には気分変調があったようです。父親は、彼の言葉を借りると、「むちゃくちゃに働いて、むちゃくちゃに酒をあおって商売をやっていた」人です。彼は父親を慕っていましたが、心の片隅で「お父さんはきっと早く死ぬだろう」と思っていました。大学に進学しましたが、彼の予想が的中して、父は在学中に亡くなられました。そこで彼は大学を中退して家業を継ぐことになります。

もともとこの方は家族思いで、小さい頃から商売が忙しいと、妹に手料理を作ってあげたり、高校生の頃からまかないをやって店の一翼を担ってきました。店を継いだあとも商売は順調で、三〇歳頃になって、店をリニューアルするということになったのですが、その土壇場になって、母親が資金を撤回してしまいます。そして勝手に自分でほかのところで別の商売を始めてしまいました。彼は自分が心血を注いで大事にしてきた店、父を気遣い、妹を守り、そして大学を中退してまで継いだ店を、一挙に失ってしまったのです。

その一年後に、うつ病を発症します。明らかに内因性病像をもつうつ病で、以後現在にいたるまで遷延しています。この数年は働いている奥さんをサポートして家事をやることがようやくできるようになりました。もともと器用な方で、ちょっとした文章も書けるし、犬や鳥の飼育もできるし、料理の腕前はプロ級です。しかしその料理をすることには最後まで抵抗されました。というのは、料理はどうしてもかつての店の商売を思い出してしまうらしいのです。あと少しでうつを抜けそうなんですが、どうしても抜けきらない。回復の兆しがみえると、きまって母の問題が出てくるというパターンを繰り返しています。

ある面接の折に、認知療法の発想を取り入れて、彼の自動思考に気づかせようとしました。そうすると、次の回には何枚ものワープロで打ったペーパーを持ってきました。彼は深く深く自己内省を遂行してしまったのです。掘り下げていくと、かならず出てくるのが、やはり母の問題です。最終的に資金を撤回してしまい、自分のアイデンティティを台なしにしてしまった母、幼少時から彼を折檻してきた母です。

ところが、恨みの感情は表出されないのです。母の問題に突き当たると、それを契機に彼は「深いトンネルに入ってしまった」といいます。暗い穴蔵に入ってしまい、そこから抜け出せなくなるのです。そして母への恨みを通り越して、なぜか「自分が悪い」になるのです。これはうつ病者によくみられるパターンで、いざ怒りや恨みを取り上げようとしても、患者の側から撤回してしまいます。しかし彼の場合にはあまりにもそれが極端でした。悪いのは明らかに母なのです。それは彼も自覚できます。ところが、最終的に彼がたどりつく先は、「自分が悪い」なのです。その状態の中に入った彼は、普段と人がまったく違います。顔つき、目の色、彼の存在そのものがどんよりと深く沈んでいます。うつ病者の自責感は、通常の場合、「私のせいで」と言いつつ、そこに万能感が差し挟まれていて救われるのですが、彼の場合には、悪そのものになるのです。うつ病の病理が、母というものを契機として、ひとつ底を抜けて、根源的メランコリーの水準まで達しているように思われます。

抑うつ的防衛

躁的防衛というのはよく聞きますが、抑うつ的防衛というのはおそらくいわれていないと思います。私が勝手に思いついたものです。うつ病の患者が、彼らの根源的メランコリーの病理を紙一重でかわしているのもこれに該当します。それ以外にも、日常生活の精神病理でもしばしばみられます。とくに日本の場合、抑うつが適応的である場合もしばしばみられます。

私のことに引き寄せて話しますと、あまり周囲の人はそうは思ってくれないのですが、何かあるとまず「自分が悪いんじゃないか」と考えます。ただその「悪い」は、先ほどの症例のようにこれ以上ないというほどモービッドなものではなくて、ずるい「私が悪い」なのです。私にはお人よしというか、おっちょこちょいというか、そういうところがあって、まず、相手を信用し、自分より相手の方が正しいのだろうと思います。ところがあとで相手が間違っていることに気づいて、怒ったり悔やんだりするのです。

もちろん裏切られたり、期待はずれであったりするのはつらいことです。ところが、よく考えてみていただくとわかるのですが、逆の方がもっとつらいのです。実は相手はいい人だったのだ、自分のことをよく思ってくれていたのだと、あとからわかったとしたら、きっと私には耐えがたいのだろうと思います。よい対象を破壊してしまった、取り返しがつかない、というのは、根源的メランコリーに通じます。それゆえ、私は先手を打って「自分が悪い」にしてしまうのだろうと思います。だから、とてもずるい「自分が悪い」なのです。

3　A＝Aということ

A＝AはAに先立つ

ここから、言語が精神の要素であることについて論じます。その際基本となるのが、

A＝A

という、きわめてシンプルな等式です。

言語が精神にとって最も強固な安全装置であると言いました。言語に代表される記号において一番特徴的なことは何かというと、これはまさにこれなのです。A＝Aが成り立っていること、あるものはあるものに等しいということです。

私が「アカ」という音声を発します。そして、またさらにもう一回、「アカ」という音声を発します。この「アカ」と「アカ」は同一だということです。「赤」という文字でも事情は変わりません。それが置かれた文脈に応じて意味は変わってきますが、とりあえず同じものと認識することができます。これがおそらく精神の安全のための最終防衛ラインであろうと思います。言語はおのれに等しいということ、記号がおのれ自身に等しいということ、これが成り立たなくなったら大変な

ことになります。

Ａ＝Ａを理解するにあたって、まず重要なことは、最初からＡというものがすでに成立していて、それが自分自身に等しい、というような読み方をしないことです。それはトートロジーにすぎません。ここで発想を逆転してほしいのです。Ａ＝Ａが成立して、はじめてＡというものが成り立つのです。このことを徹底的に理解しなければいけない。ここを押さえておくことが、言語というものを理解するうえで、最も基礎的なことであり、大切なところです。

同じ川には一度たりとも入れない

このことを考えるために、三人のギリシアの哲学者に登場してもらいましょう。*1 まずはパルメニデスとヘラクレイトスですが、この二人はソクラテス以前の初期のギリシア哲学を代表する人たちです。二人は表Ⅳ-2に示しますように、対照的なことを言っています。パルメニデスは「何ものも生成消滅しない」と言い、ヘラクレイトスは「万物は流転してやまない」と言っています。ヘラクレイトスの立場というのは、Ａ＝Ａが成り立たない世界を言っているかのように思われます。たしか世界の本質は流転してやまないもの、すなわち火であると言っていたように記憶しています。

他方、パルメニデスの世界では、そもそもがＡ＝Ａなどというものは余計なものであるという立場です。そもそもＡはＡなのだから、最初からＡであればよい、わざわざ等号を付けて二重化する必

＊1　参照：斎藤慶典『心という場所』勁草書房、二〇〇三年

表Ⅳ－2

パルメニデス
「何ものも生成消滅しない」
ヘラクレイトス
「万物は流転してやまない」

表Ⅳ－3

ヘラクレイトス
「同じ川には２度入れない」
クラテュロス
「同じ川には１度たりとも入れない」

要などない、というわけです。

ところで、ヘラクレイトスにはクラテュロスという弟子がいました。ヘラクレイトスは「万物は流転してやまない」をパラフレーズして、「同じ川には二度と入れない」と言います。すべては流動してやまないのですから、一回入った川と次に入る川は違うんだと。ところが、クラテュロスは、師匠に対して不満を表明するのです（表Ⅳ－3）。「あなたの考え方は徹底していない」と言ったかどうかはわかりませんが。もっとラディカルに考えるなら、「同じ川には一度たりとも入れない」と言うべきだというのです。

「同じ川」というためには、すでにその川がその川として成立していなければなりません。いかにヘラクレイトスが「万物は流転する」ということをラディカルに主張しても、彼はあくまでA＝Aの世界にいるわけです。同じ川と言っているわけだから、その時すでに川についてある同一性が成り立っているわけです。「万物は流転する」なんて言いながら、その傍から馬脚をあらわしているではないか、それが「同じ川には一度たりとも入れない」というクラテュロスの主張なのです。

記憶の基本構造

つまり私たちの認識が成立するためには、同一性はすでに獲得されていなければいけないということです。A＝Aの構図が最初からできていないと、物事を認識することはできないのです。Aがある瞬間に現れて、次の瞬間に消えたなら、もはやAという認識はないのです。再びAが現れても、それは真新しい体験になります。というより、厳密には体験にはなりません。A＝Aというのが成立していれば、新たにAが現れると、「ああ、これだ」というふうにわかるわけです。「ああ、さっきのやつだ」と。これではじめて認識が、Aという経験が成り立ちます。「ああ、Aだね」と。その陰には、それに先行するAというのがあるわけです。気をつけていただきたいのですが、先行するAについても、すでにA＝Aが成り立っていなければならないのです。この構図はどこまで遡っても変わらない。一番最初のAというのがあったとしても、そこではA＝Aが成り立っており、すでにAは反復されているのです。

例の糸巻き遊びで、なぜ子どもがフォルト／ダーを反復したのかということが問題になりました。あの場面は主体の成立するシーンであったわけですが、同時に記号が成立する局面でもあるのです。母がいてもいなくても自分は同じ自分であるということとともに、子どもが糸巻きによって確認しているのは、記号の反復可能性、つまりは記号の記号たるゆえんなのです。こうしてみると、主体の同一性と、記号の反復可能性は、同じ水準で成り立つものといえそうです。

再び「同じ川」ということに戻ると、「同じ川」がすでに自分自身に等しいということが成り立っていなければ、それこそまさに万物は流転してしまい、一瞬前と今とのつながりが失われます。もしそうしたことが起これば、経験は一瞬一瞬断ち切れてしまい、経験として成立しません。A＝Aという同一性があるからこそ、私たちの認識や体験が成り立つのであり、それゆえ記号は精神の最も堅固な要素であるといえるのです。

そしてA＝Aは、記憶というものの一番根底にある構造です。「記憶とは何か」などと言い出すと、なんだかんだとめんどくさい理屈がありますが、最も大切なのはこれなのです。A＝Aが成立していないと記憶はありえませんし、A＝A自体がまさに記憶なのです。それによって、時間を通して同一であることが可能になるのです。

精神の堅固なるシステム

記号に代表される言語が精神の要素であるということを、少しおわかりいただけたのではないかと思います。生命的に調和のとれない状態にある私たちは、「自己」という統制する審級《エージェント》を必要としました。しかしこの生命に自己が対置する構造は、つねに自己が生命的なものから脅かされる危険を内包しています。この自己に堅固な構造を与えるのがA＝A、記号であり、言語であるのです。

ただ、記号とはあくまで無機質的なものです。強い構造をもち、生命という流動的なものに形を与えるものですが、それ自体は、生とは逆の方向、すなわち死の方向性を向いているのです。それはすでにフォルト／ダーにおいて示したように、根源的な対象を破壊し、殺害した上に成り立ったことにも現れています。結局われわれの主体、われわれの体験は、生命というダイナミックなものと、記号あるいは言語という構造的なものの狭間に生成するものであるということがいえそうです。前者が体験を活性化するのに対し、後者は安定化させるものとして機能するのです。

言語がいかに堅固な精神のシステムであるかを示すために、逸話をひとつ紹介します。ある精神科の教授が、他科の教授から次のような質問を受けました。「精神科というのは頭がおかしい人の話を聞いて、それをもとに学問を構築しているが、それをはたして科学と呼べるのか？」と。これは実話です。一時代の前のことですから、今よりも偏見が強かったのかもしれません。しかし表現はともかく、この問いは精神科医としてまともに回答するに値するものだと思います。

この講を読んだ方はすでに答えを思いつかれたことでしょう。言葉が壊れないということ、どんな狂気に陥っても言葉は壊れないんだということが、われわれのいとなみをひとつの科学として展開する根拠を与えているのだと思います。統合失調症でも、躁うつ病でも、患者がひとつの言葉を話せば、その言葉は言葉です。それが壊れることはないのです。

ただ、例外があるかもしれません。統合失調症の緊張病状態では、もしかしたらA＝Aが成り立たないのかもしれません。パルメニデスもヘラクレイトスも、すでにA＝Aができたあとからやってきて、「何ものも生成消滅しない」であるとか、「万物は流転してやまない」などと言っているだけのように思います。ところが、緊張病性の状態では、彼らが言っていることが、まさに実現してしまうのです。一瞬前と今とは深淵で隔てられ、時間はブツブツと断ち切られてしまいます。体験が一貫性をなさず、サイコーティックなものの奔流に押し流され、寸断されてしまいます。緊張病性の興奮では、まさに万物が流転してやまないのですが、同時にそこではいかなるものも生成しないことになります。興奮の奔流は、一転して昏迷の中に張り付いてしまいます。このようにパルメニデスとヘラクレイトスの主張は、緊張病性のモメントの中で、それも同時に、実現することになります。相反する二つの極が同時に起こり、両極端がつねに反転しかねない事態が、緊張病では顕著に現れます。

緊張病とはもちろん例外的な事態です。ただ、われわれは、言語のA＝Aが支配する世界を、ほんの一歩超える努力をしないといけないように思います。これは何も統合失調症の場合だけではありません。患者の言っていることを、日常言語というわれわれの側の言葉に、あるいは医学という体系的言語に還元して絡め取っているだけでは、彼らの生きた経験を受けとめることはできないでしょう。

言語というのは、何か暴力的なものを含んでいます。木々の鬱蒼と生い茂った密林に、アウトバーンをざっくり通すような、そんなイメージが浮かびます。時にはわき道にそれて、木々をわたる風や、鳥のさえずりに耳をすませてみることです。そして言語よりデリケートな、私たちの身体感覚を研ぎ澄ますのです。するとそこは妖精の神出鬼没する空間になります。

もっとも、こうしたことは言語を廃棄することではありません。言語が創造的で詩的な機能をもっていたことを忘れてはなりません。私が時々使うのは、言葉ではなく、「音を聴く」という技法です。日常的な意味を削ぎ落として音に耳をすますとき、あの始原の言葉のもっていた、metaphorical な、literal なき metaphorical なものへの通路が開かれるかもしれません。言語を礎として大切にしつつ、そのうえで言語を超え出ようとする、そうした姿勢を忘れないようにしたいものです。

第V講

臨床的他者論――患者とどう向き合うか

それでは、第V講を始めます。ここから後半の臨床論に入っていくことになります。臨床論にとりかかるにあたって、まず「他者」というものについて考えてみたいと思います。というのは、ごくあたりまえのことですが、私たちの臨床的ないとなみというのは、他人、他者を相手としているからです。そして他者の心、あるいは精神というものにかかわるものです。少し大げさな言い方ですが、精神医学において「真理の場」というものがあるとするなら、それは「脳がどうなっているか」以前に、「他者がどのような体験をしているのか」ということです。

しかし、私たちはともすれば相手が他者であるということ、自分たちが他者の心にかかわっていくいとなみをしているということを、ついつい忘れてしまいます。場合によっては忘れたがるともいえそうです。たとえば研究する際には、相手が他者であること、主体であるということを、あえて括弧に入れます。研究ならまだしも、臨床場面で他者にかかわることをあえて回避しようとする治療者に遭遇することもあります。ですから、ここでもう一度他者とは何かということをしっかりと理解しておきたいと思います。

1　他者とはどのような存在なのか

赤の体験

ここで、ごく簡単な実験をしてみたいと思います。できれば二人一組になっていただきたいのですが、一人の場合には思考実験してみてください。

赤いキャップのついたボールペンを用意しましょう。そしてそのキャップを見ます。そのうえで、二人が同じ体験をしていることを確認してください。実験は以上です。

医学部の学生にやらせてみると、いくつかのパターンがあります。「赤ですよね」と言ってうなずき合い、それ以上進まない場合が結構あります。それに対して、「君が言う『赤』と、相手の言う『赤』とは、どうやって同じだと確認できるのか」と聞いてみると、困った顔になります。この段階で「所詮、相手の心の中はわからない」とギブアップする学生もかなりいます。もう少しがんばってみる学生は、「トマトのような赤ですね」、「郵便ポストの色と同じですね」などと描写して、同じ体験をしていることを確認しようとします。こちらがしばらく黙っていると、やはり状況は変わっていないことに気づきます。もし気づかないときには、「相手が『赤』と言ったとき、それは君が『青』を見たときの感覚を指している可能性はないのか」と尋ねてみます。すると学生は、自分と相手が絶望的に隔てられていることに一瞬触れるようです。さらに熱心な学生は、「それなら同じような赤い色をしたものをもってきて確かめてはどうか」と食い下がりますが、やはり事情は変わっていないことに気づくことになります。

ウィトゲンシュタインも似たようなことを言っています。赤だったか青だったかは忘れましたが、お互いに同じ体験をしていることを確かめるとき、もうひとつ別の赤のサンプルをもってきて、「これじゃない?」と言っても、事情はまったく何も変わらない。さらにもうひとつ赤のサンプルをもってきても、やはり最初の状況に戻ってしまいます。こういう実験をしてみると、他者の体験というのは絶対に自分にはわからない、不可知であるということが確認できます。

他者の両義性

ここでまず他者の第一の定義が与えられます。

定義1　他者とは私には絶対に不可知な存在である。

私たちが臨床のいとなみの中で対象とするのは、その内面というのが私には絶対にわかりえない存在なのです。何かいきなり絶望的な状況になります。ただ、少し先取ると、この絶対にわかりえないということが、目の前にあるのが単なる物体ではなく、ほかならぬ他者であるという手ごたえを与えます。物の場合もわからないことがありますが、それは経験的なレベルのわからなさです。いつかはわかる可能性が残されています。それに対して、他者とは根本的に、原理的に不可知なのです。

これは大変困ったことのように思われます。先ほど言ったように、他者の体験こそが精神医学の真理の場なのです。にもかかわらず、それが初手から私たちには与えられないのであれば、われわれの臨床は絶望的な事態に陥ってしまうのではないでしょうか。

私たちの日常感覚からすると、これはちょっと違うのではないかという感じがします。というのも、他者に会うたびに「絶対的な不可知性をもった存在」を前にしていると意識するなど、ありそうもないことだからです。そんなことはおかまいもなく、平然と付き合っている方が実情に近いでしょう。赤い色の実験は、いかにも不自然な状況です。そこまで徹底的に他者が不可知であるということは、普段私たちには突きつけられることはありません。「赤ですよね」と言ってうなずき合って、問題は解消してしまうはずなのです。

そこから第二の定義が引き出せます。

定義2　他者とはなじみある存在である。

つまり他者とは、絶対的に不可知であり、同時になじみのあるという、両義的な存在なのです。たとえばまったく見知らぬ人と対面するとき、その相手はstrangeなもの、まさに他者としてわれわれに現れます。それがだんだん親しくなってくると、相手が他者であるという意識が希薄になってきます。なじみあるものになるわけです。そうなると、相手が自分と違った人格であるということすら忘れてしまいます。極端になると、「空気のような存在」になってしまうような場合もあるでしょう。

親しい仲間同士だと、あまり他人という感覚はもちません。ところが、何かの折に、ちょっとした感情のもつれとか、意見の食い違いというものがあると、「ああ、あいつも他人だったんだ」、「自分と違う人格だったんだ」ということに気づかされることになります。いわゆる「おなじみの間柄」にある患者が、具合が悪くなると、突如として strange な存在に変貌します。あるいは旧友に久しぶりに会ったとき、すぐに昔のようにうちとけられる場合もありますが、なんとなくぎこちなくなることもあります。私が中学生の頃でしょうか、小学校の時に仲のよかった友達と何年ぶりかで会ったとき、何かこう気恥ずかしくて、素直にうちとけられないままに、気まずい再会になったことを思い出します。

他者の逆説

つまり他者とは strange と familiar の両極を揺れ動く存在なのです。そして他者を理解するうえで大切なことは、この二つの性質は分かちがたく結びついているということです。たとえば、相手が何を考えているか、映像のように浮かんできたり、手にとるようにわかるようなことがあれば、そう感じる人は精神的に危ないということになります。自分の考えていることや内臓感覚が他人に言い当てられたら、これも相当危ない状態です。相手にひどい虫歯があって、顔が腫れ上がっていても、その痛みを私が直接感じることはありません。

わからないからこそ他者なのであり、しかもそういうものとして、われわれにとってはなじみある相手なのです。つまりstrangeとfamiliarは、単なる二つの性質ではなく、密接に結びついているのです。この逆説をしっかり把握しておきましょう。strangeだからこそfamiliarなのであり、familiarの覆いを取ってみるとstrangeな相貌を現すのです。

そして、わからなさこそが他者をほかの事物から区別しているのであり、こうして分離されていなければ、自他の境界が危うくなってしまいます。つまり他者は別の人格なのです。

それゆえ次の定義を付け加える必要が生じます。

定義0　他者には心がある。

この定義は、〝0〟という符号で示したように、先に提示した二つの定義より優先されるべきものであって、それらのおおもとにあるものです。「他者には心がある」という前提が隠れていたのです。本当はここから出発すべきなのかもしれません。この定義があるからこそ、1と2の定義も立ち上がるのです。定義0は自明なものとはかぎりません。たとえば、第Ⅱ講で示した自閉症スペクトラムのような事例では、この前提が成立しないというような事態も起こりえるのです。

2　他者が先にいた

では、他者に心があるということ、言い換えれば、他者に人格があり、他者は主体であるということ、さらに言うなら、他者とは自分とは別の自己であること、このことはどうしてわかるのでしょうか。

実は、この問いは「私」から出発して考えるかぎり、解決することはできません。私というものがまずあって、この私の陣地から、私というテリトリーから出発して他者を理解しようとするかぎり、決してわかりえないという壁にぶつかるのです。それゆえ、問題はこの「私」という前提です。私の内面を閉域としてしまうと、絶望的な状況に陥ります。

先ほどの赤の体験をもう一度考えてみましょう。私は相手の体験を絶対にわかりえないのにもかかわらず、なぜ「赤だよね」の一言で問題が解消してしまうのでしょうか。もしかすると、それは私の中に他者の視点が含み込まれているからかもしれません。さらにラディカルに考えると、この私ができる以前に、他者というのがすでに私の中に入り込んでいた、という可能性がみえてきます。

たとえば、第Ⅲ講でお話しした母と子の関係を思い出してください。母親のまなざしによって、子どもの中で「私」というものが立ち上がる。母親に見つめられて、「ぼく」とか、「○○ちゃん」と呼びかけられることによって、自己意識というものが与えられます。つまり、他人のまなざしの方が、私より先に到来しているのです。あるいは鏡像段階のところでは、像の方が先にあって、あとから「見ていたはずの私」が立ち上がるという構図になっていました。発生的には、自分よりも他者の方が先に来ているのです。このことが、他者がまさに不可知性であることの淵源になっているように思われます。

他者が「私」の意識をひらく

「私」という意識の舞台を作ってくれているのは他者である、ちょっと荒唐無稽かもしれませんが、ある時からこの考えは私に取りついているのです。

一〇年ほど前に私の身内が大きな怪我をして入院しました。幸い、命に別状はなかったのですが、歩行できるようになるかどうか、危ぶまれた状況でした。その折、土居健郎先生にお会いしたのですが、帰り際に先生は「君、祈っているよ」とおっしゃられました。さらに「君、祈りというのは効くんだよ」と言って、にこりと笑われたのです。私は無宗教なのですが、そう言われてみて、謙虚に心中で祈ってみました。

その時次のような考えが浮かんできました。「もし、私の祈りが相手に通じるものであるなら、ひょっとしたら私という意識というのは、誰かが私のことを祈ってくれているからあるのではないか」と。「私という意識の舞台は他者によって支えられ、披《ひら》かれているのではないか」、そんなイメージが浮かんできたのです（図V-1）。具体的に誰が私のことを祈ってくれているか、それはわかりません。もしかしたら死者かもしれません。こんなことを言うと、私の講義全体の信憑性にかか

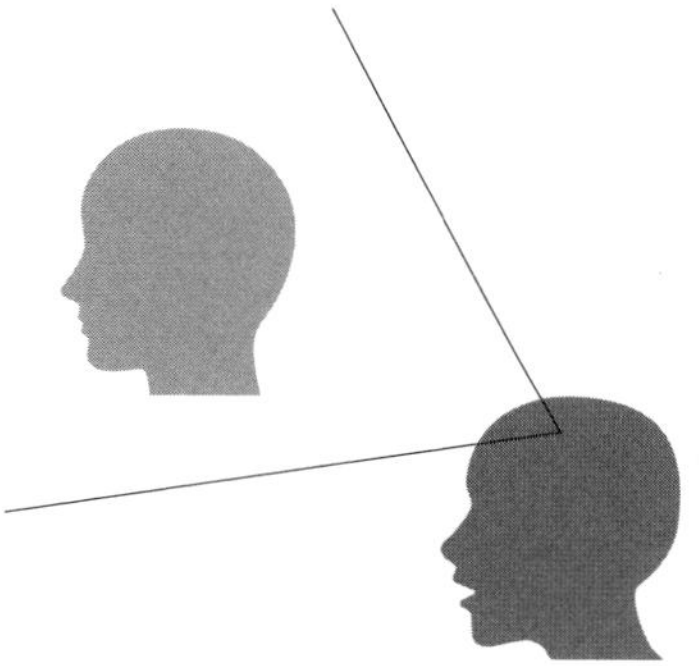

図V－1　他者が私の意識の舞台を拓く

わるかもしれませんが、ただ、私の意識は単独で存在しているのではなく、何かが私を可能にしてくれているのだ、という考えはそれほど突飛なものではありません。誰かがどこかで私のことを考え、思い、見てくれている、あるいは見てくれていた、だからこそ私という意識が今ここにこうやって舞台として拓《ひら》かれているのではないかと思うのです。

中国の故事に似たような話があります。有名な『胡蝶の夢』という荘子の話です。荘子が寝入ると、彼は夢の中で蝶になります。夢から醒めた彼に、次のような問いが去来します。自分が夢の中で蝶になったのか、蝶の夢の中に自分がいるのか。原文に即していうと、「周の夢に胡蝶となるか、胡蝶の夢に周となるか」ということです。周とは荘周、すなわち荘子の名前です。私が夢の中で蝶になったのか、それとも私というのは蝶が見ている夢なのではないか、そういう疑念に荘子は取りつかれたのです。

これは私の祈りの体験と、ほとんど同型です。覚醒している状態では周、荘子であり、夢の中では蝶です。常識的

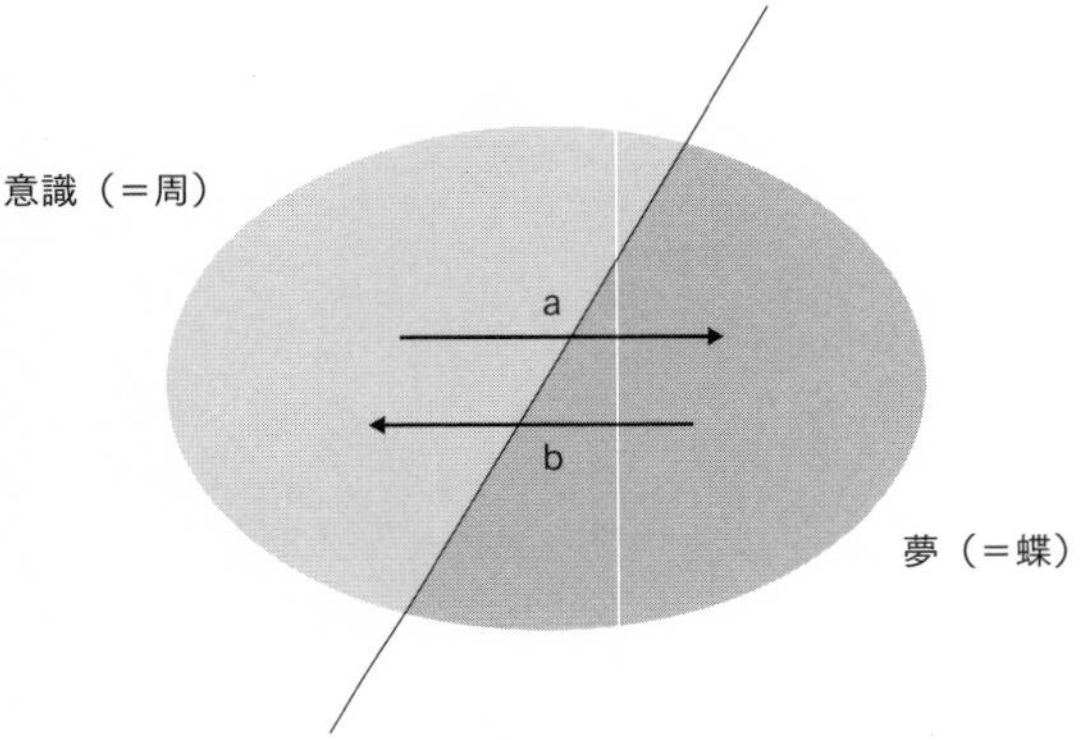

図Ｖ－２　周の夢に胡蝶となるか、胡蝶の夢に周となるか

に考えれば、荘子が夢の中で蝶になったとなります。それ以外には考えようがないかもしれません。しかし、荘子のような大思想家であるとか、苦境に立たされて謙虚になった状態の私においては、この構図が逆転するということがありえるのです。ひょっとしたら、蝶が夢を見ているから、私という意識があるんじゃないか、という具合に。

夢から醒めると「私」がある

話を少し整理してみましょう。図Ｖ－２に示すように、私の中には覚醒している私と、眠っている私ないし夢を見ている私があります。常識的には、起きている私が全体のヘゲモニー（支配権）を握っていると考えられます。普段はそれで何の支障もありません。

しかし、あくまで覚醒した私の側にのみ立つのであれば、夢見ている私はどう考えればよいのでしょうか。意識に軸足を置いているかぎり、夢とは非合理で、荒唐無稽なものにしかすぎません。せいぜいなんらかの生理的な機能を割り当てられるくらいが関の山でしょう。しかし、意識の側にヘゲモニーがあるといいながら、毎夜毎夜、それが消失するというのは、なんとも心もとないものです（図V-2、a）。ちょっと発想を変えて、眠っている状態から起きる動き、夢から醒めるという移り行きに注目してみましょう（図V-2、b）。私たちは、夢から醒めて、「ああ、夢を見ていたんだ」と気づきます。意識がヘゲモニーを取り戻す瞬間です。つまり、夢から覚醒するというこの動きの中で、自分自身に目覚めるのです。夢という自分が消失した状態、自分が成立しないところから、自分が立ち上がったということが、自分という確信をもたらすのです。

「ああ、夢を見ていたんだ」ということ、この過去形あるいは完了形に注意してください。それは意識がつねに夢に遅れているということを示しています。覚醒するその動きを私はリアルタイムで体験することはできません。私は少し遅れて立ち上がるのです。つまり、夢から醒めたからこそ、私は私であると確信するのです。つまり夢が私という意識を可能にするのです。ところが意識の側は、そんなことはすぐに忘れて、私の意識は自明なものであり、その私が夢を見るのだと、堂々と自己の自律性、オートノミーを主張するわけです。しかし、夢の中ではたして私は成立していたのでしょうか。

人間の自己意識というのは、おのれ自身の消失から立ち上がること、覚醒することによって自分になるのです。少なくとも、自己には否定的な成分が含まれているということは、押さえておきましょう。

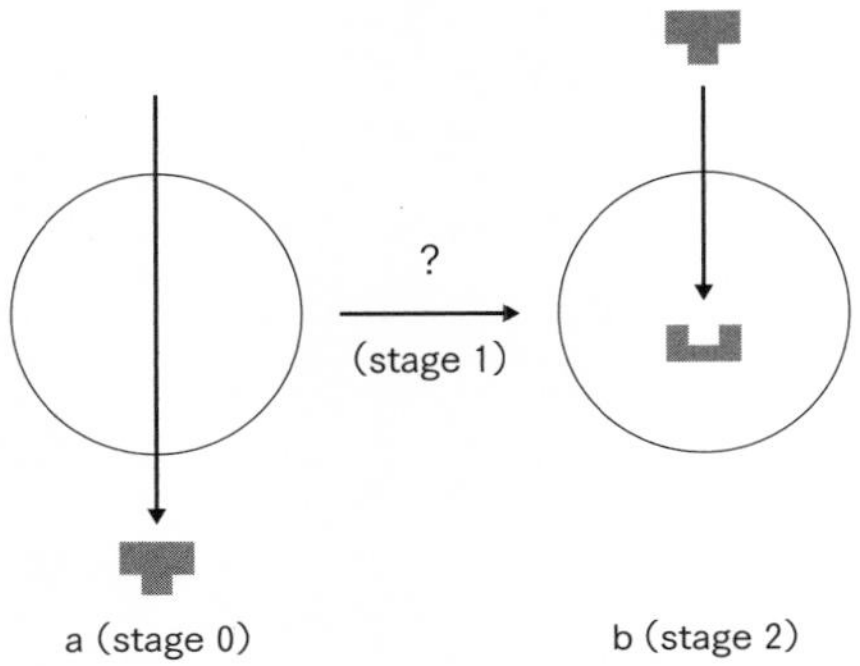

図V－3　「1回目」という謎

他者だとなぜわかるのか――「一回目」という謎

さて、再び問題を他者に戻しましょう。われわれはどうして他者を他者だとわかるのでしょうか。ここまでくれば、この問いの答えはすでにおわかりでしょう。私たちはすでにどこかで他者というものを知っている、それゆえ、他者が他者だとわかるのです。

このことを理解するために、「免疫」を例えにとってみましょう。[*1] 免疫もまた異他的なものの認識にかかわるものです。もし、ある物に対して免疫反応が起こるとすれば、それはその物について、それが自分にとって異物であるという認識がすでにあるからです。免疫反応が起こるためには、単に異物が生体の中に入るというだけでは十分ではありません。異物を異物として認識するもの、つまり「抗体」があってはじめて免疫反応が起こります（図V－3、b）。もし抗体がない場合は、異物は生体を素通りしていきます（図V－3、a）。たとえば、昆虫の免疫システムというのは非常にラフにできているそうで、そのため異物が侵入しても、フリーパスしていきます。よしあしであって、私たちの免疫機能というのは、たしかに異物あるいは病原体からわれわれを守るものです。しかし、同時にいろいろな物に対して反応しますから、アレルギーであるとか、さらには自分自身を異物として認識してしまう自己免疫疾患であるとか、そういうものも起こしてしまいます。

もう一度確認しますが、免疫反応が起こるためには、すでに異物を異物として認識していなければならない。ということは、反応に先がけて、以前に一度異物が認識されていなければなりません。実際、免疫反応というのは一回目ではなく二回目の曝露の際に起きます。一回目はまだ抗体がないから、何も反応が起こらない。二回目には抗体が形成されており、異物を異物として認識することができるようになります。

問題は、一回目です。この時はどのように認識するのでしょうか。はじめて異物が来たとき、抗体を作るためには異物という認識がなければなりません。ここに免疫学のパラドックスがあります。つまり一回目に先んじて、認識が成立していなければならないことになります。一回目以前に曝露があったことになります。これ以上は続けませんが、この過程にきりがないことはおわかりだと思います。

他者の認識も、この免疫の場合と同じパラドックスに陥ります。他者が他者とわかるためには、他者に対するレセプターのようなものが必要です。「これは単なる物体ではなく、他人なのだ」、「もうひとつの別の自己なのだ」とわかるような認識が成立していなければなりません。では、こ

＊1　参照：谷徹『意識の自然』勁草書房、一九九八年

のレセプターはいったいいつできたのかということです。一回目に他者に遭遇したとき、その時にはレセプターはまだないわけですから、認識の起きようがありません。この一回目というのは大変謎めいた問題です。

現代哲学風にいうと、はじめて他者が遭遇したときには、すでに他者は到来しているのです。気がついたときには、他者認識はできあがっているのです。第Ⅳ講でみたA＝Aの議論を思い出してください。Aという認識ができるためには、すでにA＝A、「AはAなんだ」ということが成立していなければならない、というパラドックスを示しましたが、同じ理屈が、この他者の認識についても当てはまります。

では、なぜパラドックスに陥ってしまうのでしょうか。もはやおわかりのように、最初から自分が出来上がっているという前提が問題なのです。自分があって、そこに他者がやってくるという構図のもとにいるかぎり、他者は認識しえないのです。それゆえここで発想を転回する必要があります。異物の認識ができることによって、自己は自己となります。同様に、他者を他者だとわかることによって、私は私となります。さらにもう一歩、推し進めましょう。他者がまず到来し、しかるのちに私が与えられるのです。

ドイツ語で〝heimlich〟と〝unheimlich〟という反対語があります。heimlichは「なじんでいる」とか「秘密の」という意味であり、unheimlichは「不気味な」と訳されます。語源的にHeim（ハイム）とは家に由来しています。フロイトは、不気味なものは、その反対のなじみあるものを起源としており、両者はどこかでつながっていると指摘しました。逆に、私の内面、つまりはHeim、 heimlich なものは、他者という unheimlich なものに起源をもつといえるかもしれません。私は他者によって棲まわれていたのです。

われわれは、「私」が与えられた瞬間を憶えていません。ましてや、他者が到来したことは、記憶の外側にあります。しかしどこか私たちの奥底に、他者の痕跡のようなものが残されているのでしょう。それゆえにこそ、私はアプリオリに他者を他者として認識することができるのです。

統合失調症における他者

自己より他者が先にやってくるなど、荒唐無稽なことではないかと思われるかもしれません。しかし、この程度のことを非合理だとして切り捨ててしまうとしたら、その人はなぜ精神科医をやっていられるのか、私には不思議に思います。出来上がった自己から一歩も出ないような態度で、どうやって患者と向き合うのだろうと思うのです。

自己が成立するかしないかのスリリングな局面は、統合失調症の病理においてみられます。第Ⅲ講で取り上げた、渡辺さんという症例を思い出してください。粗忽な教師が、冗談まじりに、「渡辺、おまえがやったんじゃないのか」という言葉を投げかけた事例です。この一言は不意打ちのようにやってきて、彼の自我を瓦解させる引き金となりました。ある意味で彼にはこうしたことに対する「免疫」がなかったのです。もちろん、彼自身も人が裏切るかもしれないことは頭ではわかっていたでしょうし、多少の経験もあったでしょう。しかし不幸にして、教師の言葉の一撃は、彼の体験のレンジを超えたものでした。ですから、まるではじめてのことのように、彼に突き刺さったのです。とはいえ、まったく免疫がなかったら、その言葉はあたかも何もなかったかのごとく、通り過ぎるでしょう。実際、統合失調症に親和性のある人は、物事が降りかかってきても、どこか他人事のように過ぎていくようなスタンスをとる場合がしばしばみられます。逆に、もし免疫ができていれば、傷ついたかもしれませんが、自我の全面的崩壊にいたることはなかったでしょう。つまり「おまえがやったんじゃないのか」は、はじめてでもなければ、二度目でもない、経験がないわけでもなければ、あるわけでもないといった、まさに魔＝間がさしたような出来事だったのです。

この事例のような出来事は、そうあるわけではありません。しかし、こうしたパラドキシカルな体験は、統合失調症の症状の特徴なのです。たとえば幻聴について考えてみましょう。次講で取り上げることになりますが、「患者が幻聴を聞いている」という図式では、この体験の途方もないところを取り逃がしてしまいます。幻聴の原型は、きわめて逆説的な体験です。それはいきなり、不意をついてやってきます。忽然と見舞われるのです。ところが、気がついたときには、もうすでに、自分の懐深く飛び込んでしまっているのです。え？　と思った瞬間には、もう体験は動かしがたく決まっているのです。妄想知覚でも似たようなことが起こります。私が何かを見て、そこに意味を読み取る、そういった余裕は失われています。意味はすでに与えられているのです。あたかも赤い色を見たときのように、もうどうしようもなく決まってしまっているのです。その体験に自分が介入することはできません。

統合失調症における他性とは、こうしたものです。そこでは「自分が体験する」という構図がつき崩されています。自己をそこに差し挟むことができないものです。他者は自分より先に、すでにそこに来ているのです。こうした体験を、単なる異常体験として切り捨てるべきではありません。病理というものは、私たちの経験の真実を、そこに垣間見せてくれるものなのです。

3　臨床場面における他者

他者に対する態度

われわれの臨床は、他者を固有の対象としています。そして他者を理解しようとするいとなみです。では、実際に臨床場面において、どのように他者とかかわり、どのように理解すればよいのでしょうか。

まず原則的なことを押さえておきましょう。それは至極単純なことです。他者と相対したとき、他者をまさに他者として向き合うということです。ただ、これだけではあまりにも抽象的です。他者のまさに他者たるゆえんとは何でしょうか。それが両義的な存在であったことを確認しておきましょう。つまり絶対に不可知でありながら、なじみある相手です。heimlich かつ unheimlich、わかると同時にわからない存在です。このどちらにも偏らない態度が臨床家に要請されるのです。それゆえ、他者への態度の原則は、次のように言うことができます。「わかる」と「わからない」、その両者が分かれ出るところをめがけるのである（図V-4）。

土居健郎先生は、エスプリをきかせて、「わかる」ということを「分かる」ことだと言われます。*2

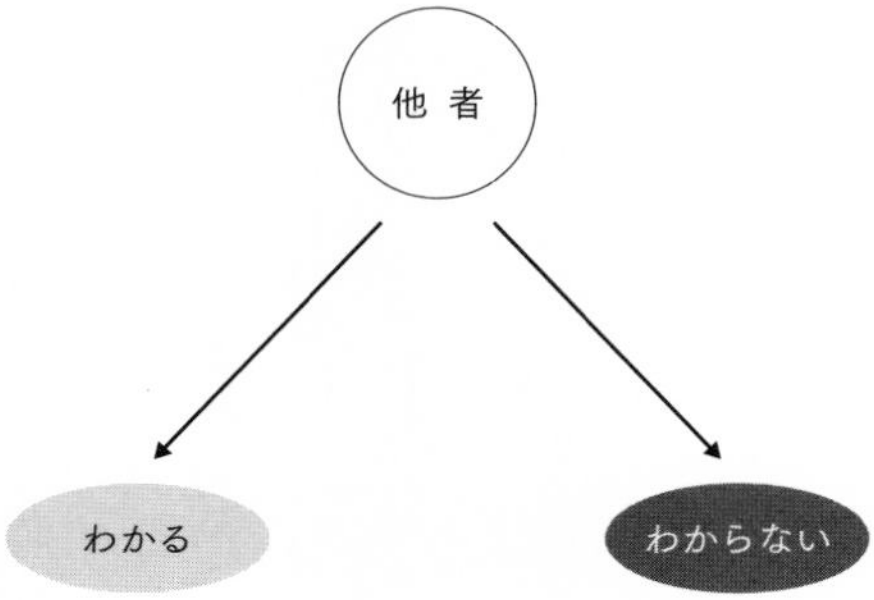

図V－4

つまり、わかることとわからないことが分かれること。何がわからないかをわかることが、すなわちわかることであるとして、より高次の了解のあり方を示しています。まさにそのとおりであり、われわれはこの分かれ出る地点、他者がまさに他者として湧き出でくるところを目指すように、心がけなければならないのです。

普段の日常臨床ではなかなかそれは難しくて、私たちはどちらかに偏りがちです。安易にわかった気になるか、さもなくば、どうせわからないと切り捨てるか、あるいはその両方であることさえあります。うつ病の患者を診る。「気分が落ち込んでいる」、「やる気がしない」という言葉を聞く。「ああ、うつ病だな」とわかった気になります。しかし本当は何もわかってはいない。単に診断のラベルを貼っただけのことです。わからない部分がみえていない。それはとりもなおさず、わからないと切り捨てることと同じになってしまいます。あるいは、統合失調症の患者を診る。言っていることがよくわからない。そうすると「思考障害がある」、「ロッケル（locker（独）：弛緩した）だ」ということで終わってしまいます。ただただ統合失調症という診断だけで、あとはわからない。このように、「わかる―わからない」の分かれ出る地点に踏み止まるのは、なかなか大変なことです。しかしこの両義性に耐えるということは、精神科医としてのミッションのようなものです。私たちがやらなければほかに誰がやるのでしょうか。「わかる」世界と「わからない」世界をつなぐこと、その間を行き来することが、プロフェッショナルとしてのつとめであると私は思います。

この他者への態度を遂行するのは、たしかに容易ではありませんが、簡単なコツのようなものがあります。それは、「わかる」と思ったら、そこに「わからない」ところを見つけようとし、「わからない」と感じたら、そこに「わかる」部分を見出そうとすることです。これに関連したことは、土居先生が最終講義でおっしゃっていたと記憶しています。「わかる」から出発するなら、そこからさらに「わかる」と「わからない」が分かれ、さらにその「わかる」から、「わかる」と「わからない」が分かれる、こういう具合に他者理解は進みます。「わからない」から出発しても同様です（図V-5）。原理的にはこの行程は無限に続きます。なぜなら、他者とは不可知なものだったからです。ただ、実際の臨床では多くてせいぜい数回くらいが限度でしょう。

他者としての現れ方から診断する

「わかる」と「わからない」が分かれる、この他者が湧き出てくるところの様態で、さまざまな

＊2　土居健郎『方法としての面接』医学書院、一九九七年

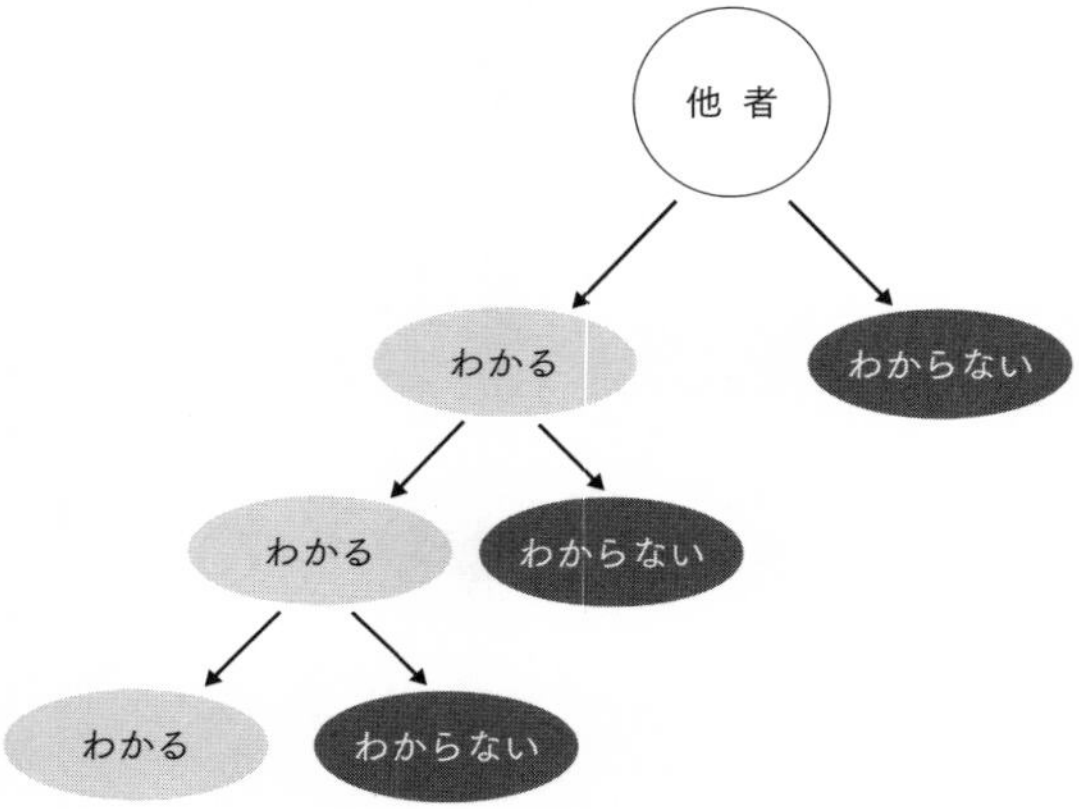

図V－5

疾患の診断がつきます。たとえば神経症では、一見わかるところに、どこか引っかかるところがあり、そこに抑圧のポイントが見つかります。

統合失調症という病態では、他者としてきわめてstrangeな現れ方をします。一方では、不気味で、圧倒的にわからない異様さが押し寄せてきます。これは普段覆われている他者の不可知性が顕わになって噴出している様態です。しかしただこうしたわからなさにとどまるものではありません。もう一つのstrangenessがあります。それは非常に平板で、あたかも物であるかのごとく、そこに忽然とあるような他性です。いったいこの人は内面があるのかどうか、感情があるのかどうかわからない、そうしたのっぺりした存在がそこに忽然と佇んでいるのです。

統合失調症を理解するためには、一面的な見方に陥らないようにする必要があります。ひとつの所見があれば、かならずといってよいほど、その裏にもうひとつの所見があります。たとえば、自閉という現象があれば、その背後には過敏で、繊細で、人を恐れているという心性がひそんでいます。それにとどまらず、さらにその裏側では、ひそかに人とのつながりを求めています。他者の他者性についても、今述べたような二つのあり方があり、しかもその両者が同時にすら存在するような、きわめて独特な感触をわれわれに与えます。この質感がわかれば、そうそう診断を誤ることはありません。

さらに、統合失調症は「わからない」だけではありません。むしろきわめて普通のことが通じるのであって、しばしばそれを忘れると、治療の落とし穴にはまります。「わからない」ということで、私たちは跳ね返されたように感じますが、他方で、患者の側は、こちらの働きかけを、あたかも粘土板のように刻印されます。あるいは「わかる」は「見抜かれる」、「わかられている」にまで、底が抜けてしまうかもしれません。「わかる—わからない」ひとつをとっても、この病態はこれほどまでに玄妙な現れをするのです。

かかわりの中に治療がある

精神科臨床では、診断と治療は不可分です。それも、単に正しい診断をして、しかる後にそれに対する正しい治療をするというような、良くいえば系統だった、悪くいうなら素人的なものではありません。診断はかかわりの中で行われるのであり、かかわるということは、すでに治療なのです。ですから、これまで述べてきた他者としての他者への態度は、すでに治療的ないとなみなのです。繰り返しになりますが、他者へのかかわりの原則は、「わかること」と「わからないこと」、その両

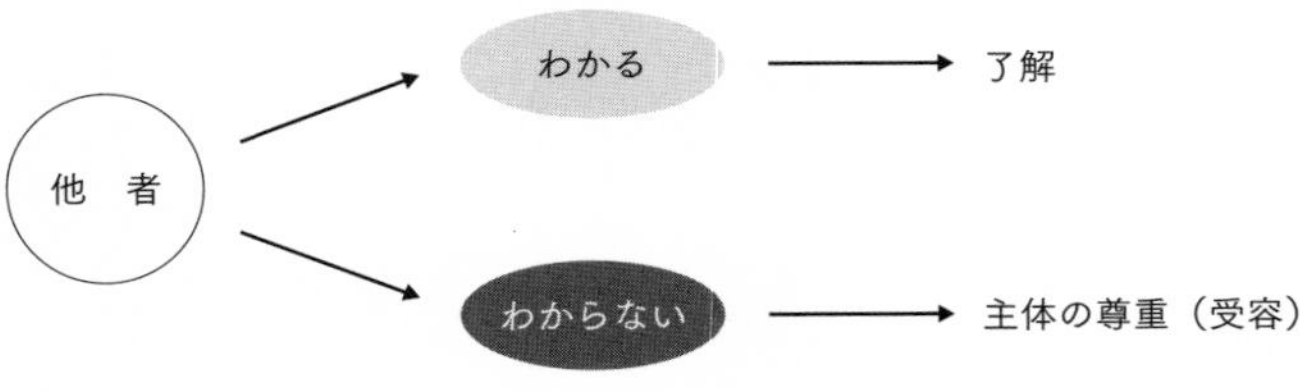

図V－6　精神科治療の2本の柱

者が分かれ出るところをめがける、ということでした。「わかること」と「わからないこと」、この二つはそれぞれが治療の重要な契機に対応しています。そしてこの二つのコンポーネントで、精神科治療の基礎はほとんど尽きているのです。

「わかること」、これは了解にあたります。それは単に心的な内容を理解することにとどまりません。むしろ大切なのは、理解しようとすること、つまりは共感し、気持ちを汲むことにあるといえます。

「わからないこと」、これが何に相当するかは見当がつきにくいかもしれません。これは、まさにわからない相手として、他者を尊重するということです。かたい言葉でいえば、「主体の尊重」です。そしてあとで明らかになりますが、「受容」の原型となるものです。

このように、他者の両義的な現れ方へのかかわりが、それぞれ治療的な態度そのものであることがわかっていただけたかと思います（図V－6）。

かかわりは堕落しやすい

ただ、この二つのコンポーネントは、油断するとすぐに堕落します。「わかる」はわかったつもり、ひとりよがりの同情などに、「わからない」は関心の放棄や切り捨てに、容易に逸してしまいます。

再び統合失調症を例にとってみましょう。この疾患の歴史は、「わからない」で彩られています。これは私には自閉、感情鈍麻、拒絶といった忌まわしい表現が、堂々と教科書に書かれています。それによって作り出されたどうみても、かつての権威的な医学的空間の中に患者が引っ張り出され、それによって作り出された部分が、相当占めるのではないかと思われるのです。そしてその際の、患者の示したぎりぎりの防衛のスタンスでもあると思います。それが、あたかも最初からこれらの症状が、客観的に患者の中にあるかのように書かれています。そこには治療関係、あるいは医療の枠組みについては、何も書かれていません。この場合、「わからない」には、主体の尊重はまったくありません。逆に切り捨てであり、排除です。

他方、「わかる」の過剰もみられます。昨今、集団療法とか、治療教育とか、ノーマライゼーションを目指した治療が盛んに行われています。もちろんそれが良いとか悪いとかという話ではありません。ただ、場合によっては患者を子ども扱いした、なれなれしい治療空間が作られることがあります。さらにそこに心理的了解の過剰がしばしば付け加わります。永田俊彦氏が指摘していますが、こうした空間は児戯的（läppisch）な様態を作り出す危険があります。距離が近いのです。患者には脅威であり、見透かされたり、コントロールされる不安を惹起します。安易で過剰な了解の裏で、主体としての尊重がおろそかになっているのです。

最近、統合失調症はますます軽症化しているようです。恥ずかしながら、ファースト・コンタクトでわからないときもあります。何回目かにやっとわかることさえあります。こういう病像が増えているためか、医者の側が統合失調症だとわからないで、距離感や対応を誤った、そういう事例にしばしば遭遇することがあります。一例だけ紹介しておきます。

症例　二一歳　女性　統合失調症

専門学校に通っていたが、実習中にちょっとした行き違いがグループの中で起きた。その後から考え込むようになり、周りからは元気がなくなったように見受けられた。友人に勧められて、心療内科クリニックを受診したところ、うつ病と診断され、治療が開始された。六カ月目に体重が二キロ減ったところ、「医療設備のある病院で診てもらった方がよい」と医師から告げられ、筆者のもとを受診した。

私は学生実習の一環として、不本意ながら学生に予診をとらせなければなりません。もちろん患者に同意をとりますが、その際、瞬間的に診断をして、実習に耐えられる方かどうかを判断します。この方は、その時、かすかな、しかしたしかに統合失調症という印象を私に与えました。

まず、転院の理由がよくわかりませんでした。食欲がなくて、やせてきたから、きちんと医療的な対応のできる病院に行きなさいと言われたのですが、たった二キロの体重減少です。本人が言うには、六カ月間、通ううちに、だんだん先生とお話ができるようになってきた。ところが、同時にどうしても感情がコントロールできなくなって、先生の前で泣いてしまうようになったと言います。そこで私も、「これは医者が投げ出したのだ」とわかりました。彼女のコントロールできない、統制しきれないものに対して、医者の側が対応できなくなったのです。実は、統合失調症が見落とされています。投げ出したときにも診断はわかっていませんでした。

心療内科医だからしょうがないと思う人もいるかもしれませんが、どうでしょうか。たとえば、まともな臨床心理士なら、自分が診ていい事例かどうか、医師に依頼しなければならないケースかどうかをきちんと吟味しています。そのころ彼女はリストカットをしはじめました。激しいものではなく血が滲む程度なのですが、カッターで何条も何条もたくさんやるのです。おそらくこうしたことから、医師は治療を放棄したのでしょう。困ったものです。うつ病の場合でも、希死念慮を口にしたり、リストカットがあったりすると、にわかに治療を中断する心療内科医がいますが、それならはじめからうつ病の治療を手がけるべきではありません。

この方は治療的距離が接近したとたんにほうり出されてしまったのですから、私の前に来ても大変戸惑いを感じておられました。統合失調症の症状は一見して認められません。しかし、お父さんやお母さんの意向が逐一気になり、経済的なこと、学校のこと、将来のことなど、さまざまな心配をします。休息するように勧めても、いろいろなことが気になってできないと言います。ありふれた診察風景のように思われるかもしれませんが、彼女の場合、これらは実は被影響体験だったのです。父親や母親の意思が、自分に入り込んでくるというのが実情なのでした。よく聞いてみると、他の人にも影響を与えられ、さまざまなことが気になるようでした。彼女の目つきを見ると、どこかマインドコントロールを受けているような印象を受けます。また普段の彼女には似つかわしくなく、例外的に近くなった他人との距離のもとで、ネット上でチャットをやって、袋だたきにあってしまうとか、さまざまなトラブルに巻き込まれます。
これは治療の距離感が間違っていたことによるものです。統合失調症の場合には、できるだけ「主体の尊重」の側に重点を置くべきです。具体的には前医でどのような治療が行われていたのかよくわかりませんが、統合失調症に対しては近すぎた、侵入的と感じられる距離でのかかわりだったのだろうと思います。

4　了解と受容——その起源

「僕はおなかがすいていたのだ」——心的因果性の起源

他者が自分に先行するという考え方に、まだ怪訝な顔をされている方も多いかもしれません。それゆえ、発生的な局面から検討してみましょう。

基本となるのは、母親が子どもに授乳するシーンです。次のようなありふれた光景を思い浮かべましょう。赤ちゃんが泣きます。その声が母親に聞こえます。彼女は、「この子はおなかがすいたのだろう」と思います。そういえばそろそろミルクの時間です。そこで授乳します。赤ちゃんは母親の乳房に吸いつき、乳を飲み、そして満足して、すやすやと寝入ります。

実はこの時に重大なことが起こっているのです。赤ちゃんが泣きます。しかし、それは「おなかがすいているよ」ということを知らせるために泣いているわけではありません。言葉が使えないか

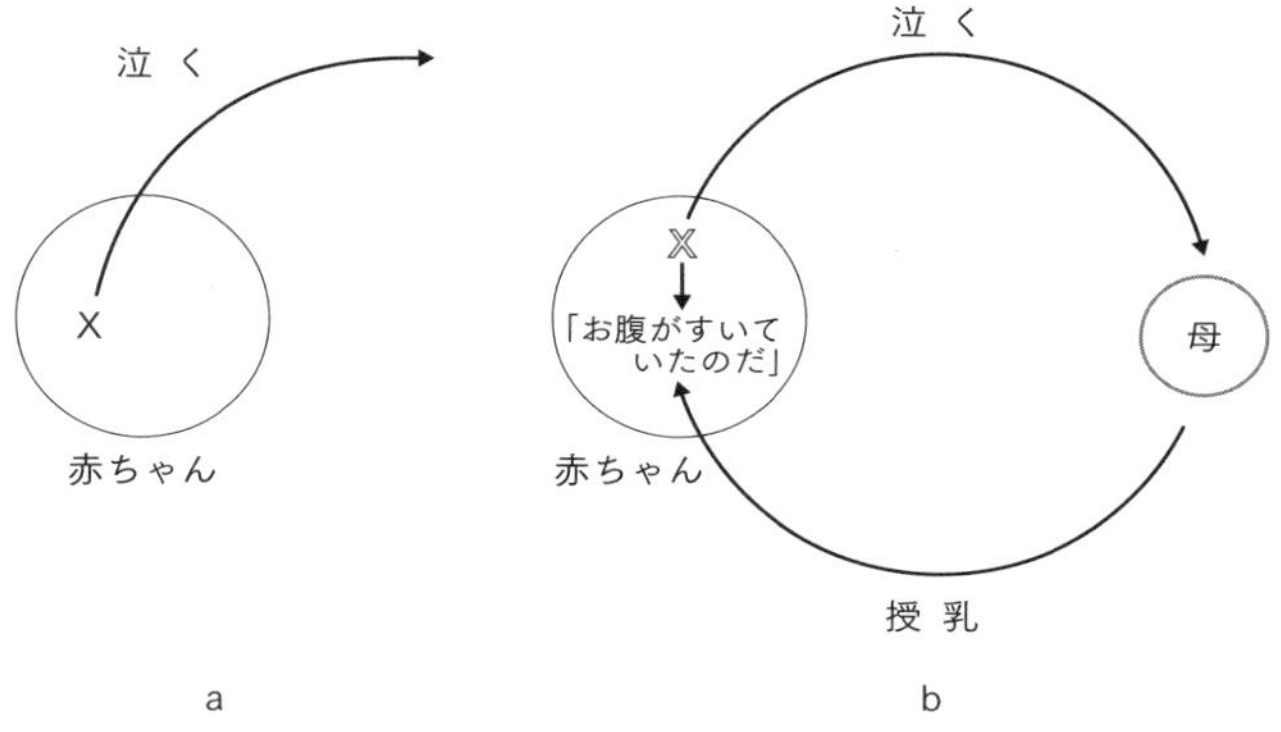

図V－7　心的因果性が形成されるとき

ら、やむをえず泣くことで代用しているのでもありません。彼は自分の中に何か異様な感覚を感じます。それは、まだ空腹とも何とも名づけられないようなものです。その不快なXとでもいうべきものを、外に向かって表出するのです。それは母親に向けられているのではなく、ともかくも表出するのです（図V-7、a）。

それを聞いた母親は、この泣き声はおしめが濡れたのでも、眠たいのでも、熱があるのでもなく、「おなかがすいているのだ」とXを解釈します。そしておっぱいをあげたり、哺乳瓶でミルクを与えたりします。それによって不快なXは消失し、満足が起こり、泣き声によって開いた回路が閉じられます（図V-7、b）。

この時、子どもは「僕はおなかがすいていたのだ」とわかるのです。ここが最も重要な地点です。最初に「おなかがすいている」があって、それを伝えるために信号を送って、その信号が理解されて満足を得るのではありません。母親に解釈され、授乳という形で解釈を与えられて、その結果、不快なXが空腹であったことに気づくのです。この「あとから」、すなわち事後性に注目してください。「ああ、僕はあの時おなかがすいていたんだ」とあとからわかるのです。これが長じると、「腹減った、めしをくれ」と生意気に口をきくようになりますが、この段階では、自分の内面に起こったことが、あとから、しかも他人を経由して、わかるという構図になっています。

われわれの思考は、しばしばあとから原因を探します。何か出来事が起こってから、これはいったい何だったのだろうかと、後追いして原因を探します。それをいつのまにか、原因があって結果が生まれるというふうに時系列上に並べなおすのですが、実際には、結果から原因を探るという形をとります。

ここにわれわれの因果的認識の原型があります。因果というのは科学的なものだと思い込んでいますが、その基礎にはこうしたダイナミズムがあるのです。つまり心的な因果性の方がオリジナルであって、科学的な因果性というのは、そこから抽象されたものなのです。ここから精神医学上重要な命題が引き出されます。心的因果性は科学的因果性をその内に含むということです。これは安永浩先生がヤスパースにおける了解と説明の二項対立に関して、「了解は説明を内に含む。その逆はない」という形で決着をつけたことに相当します。

母の想像力

ここで大事なのは、「この子はおなかがすいているんだ」とわかる母親の想像力です。あたりまえのことですが、それがないと、「ああ、僕はおなかがすいていたんだ」という認識は生まれてきません。これを敷衍するなら、私たちの因果認識の根底には、母親の解釈があるのです。

母親の想像力によって、私たちは自分の中に起こったXを「空腹」と名づけることができるのです。不快なXが昂まってきて、泣く、そこにおっぱいが与えられ、Xは消失した。この一連の流れが、「おなかがすいて、おっぱいをもらって、そして満足した」、というふうに、きれいに並べかえられます。こうして体験として一貫性をもつことになるのですが、それもなにも、母親の想像力が可能ならしめているのです。さらにいえば、空腹によって生じたX、つまりは〝bad〟と、満足している状態〝good〟を結びつける役割も、母親が果たしているのです。

ですから、私たちが臨床の場で想像力を駆使しないとしたら、これは奇妙なことです。しかし昨今のマニュアル化した精神医学の中では、想像力はほとんど涸れかけています。「これはいったい何なのだろう」、「こうだろうか、ああだろうか」、そういう思いが極端に貧困になっています。しかし私たちは、この想像力を母親からもらっているはずなのです。人の心、人の気持ちを推察し、想像してみること、こうなんじゃないか、ああなのではないかと、思いをめぐらすこと、これが精神医学の母胎なのです。こうした想像力が非科学的なものとして、臨床の場から放逐されるとしたら、それは精神医学自体にとって致命的なことであるように、私には思われます。

繰り返しになりますが、母親が事象と事象の間をつないでくれることがなかったなら、われわれには心的な因果性が与えられないのです。すべては単なる出来事の継起にすぎなくなります。この心的因果性を原型にして、自然科学的な因果性が導き出されるのです。ニュートンの万有引力の法則を考えてみましょう。引力とは attraction です。おそらくニュートンの頭の中では、何か魅きつけるような心の作用のようなものがイメージされたのでしょう。その背景には彼の神学的な思考があったのかもしれません。自然科学の言葉で表現されるより、もっとヴィヴィッドな認識があったはずです。そういうものをどんどん捨象し、洗練し、数式化していくと、いわゆる通俗物理学になるのです。ところが通俗科学は、その装いを整えるために、自分を可能にしてくれたものを忘れる、あるいは忘れたポーズをとらなければならない、あるいは本当に忘れてしまうことになります。自分の母胎を切り捨てるという、恩知らずなパターンをとるのです。

回路の余り

このように、授乳という場面から、了解することの原型が取り出されました。この単純な局面に、これほど重要なことが込められているのです。さらに、この了解の回路には、余剰が生じます。しかも余剰というには、あまりにも大切なものなのです。

まず、母親が赤ちゃんの泣き声を聞いて、「この子はおなかがすいているのだ」と受け取る地点です。実は、ここで、母親は子どもの表出を解釈するのですが、その前提として、「この子には心があるのだ」ということがあります。この前提のもとに、母親は子どもに相対しているのです。この子には不快を感じている自分がある、おなかがすいていると感じている自分がある、心があるのだと想定（assumption）しているのです。これは他者に関する定義の0番、つまりは他者の根本的な規定です。つまり、母親は子どもを他者としてみなしているのです。それゆえにこそ、泣き声を単なる物理的な音声ではなく、内面の表出として捉えることができるのです。このように考えると、母親の思いなしが、子どもを主体として、人格あるものとして、与えるのです。

次に大切なことは、この了解の回路が形成されるとき、単に意味を与えられたこと、あるいは了解してもらったことだけでなく、子どもは「愛されている」ということを受け取るのです。つまり、自分の泣き声がきちんと受けとめられ、自分という存在を肯定されたということが、効果として与えられるのです。これはこの回路の中に書き込むことができませんが、おっぱいをもらって生理的に満足したということ以上に大切なものではないでしょうか。

このことは面接の一番基本にある「受容」の原型です。ともかくしっかり聞いて、しっかり受けとめてくれたということです。話した内容いかんにかかわらず、そしてそれをどう解釈するか以前に、それをそのまま尊重するということです。ですから、「余り」であると言いましたが、了解よりもむしろ大切なものかもしれません。われわれは患者の言葉を聞き、それをやわらかい言葉に翻訳したり、少し豊かな意味を含み込ませたりしながら返します。「ああ、こういうことだったんだ」と患者が落ち着いてくれたり、あるいは自分の体験を自分のものとして取り戻してくれたりするかもしれません。ただ、その背景には、きちんと聞いてくれた、受けとめてくれたということが潜在していることが必要です。実際、精神科臨床では、直接狙ったことよりも、むしろおつりというか、余りというか、副産物の方が実はより重要であったりするのです。

診察の演算

最後に、少しだけ定式化しておきましょう。授乳の場面が理想的に展開するとき、次のような箇単な演算が可能になります。それはわれわれの診察においても成り立つものです。まず泣き声があります。それは未知の感情Xに由来しています。この泣き声を母は了解します。これで回路は閉じられるように思われますが、余剰が生じ、そこには受容が発生します。つまり、

X―了解＝受容

となります。

もちろんこれは理想的にいった場合を想定しています。了解が的外れであったり、押しつけがましかったり、うまくいかない場合もあるでしょう。また、きちんと受けとめるということは、言葉でいうほど簡単ではありません。ただ、お断りしておかなければならないのは、こうした試みは、四六時中、診察の際に行わなければならないのではありません。そんなことはそもそも遂行不可能です。これはある種の指標です。とはいえ、どこかで一瞬、実現しておくように心がけたい。一瞬で十分であることが多いのではないかと思います。

今までの私の話し方からおわかりいただけるように、どちらかといえば、了解よりも受容の方が優先されるべき課題です。ひとつだけ技法のようなものを示します。もし受容が患者のXから了解、つまりは意味を取り除いたものであるとするなら、患者の表出から意味を削ぎ落としてみると、意外と受容が可能になることがあります。これは先に述べた「音を聴く」という、サリヴァンがvocal communicationと呼んだものです。

やがて子どもは、自分からミルクが欲しいというようになります。さらに要求するものは、ミルクからさらにさまざまなものへと広がっていきます。しかし子どもが「ミルクが欲しい」ということで望んでいるのは、実はミルクではなく、愛情なのかもしれません。「ミルクが欲しい」という言葉から、ミルクが欲しいという意味を引いた、この差分の中に、純粋な愛情欲求が差し挟まれているのではないでしょうか。それは言語行為の最も基底にあるエレメントかもしれません。

こうして授乳という、最も基本的ないとなみから、精神医学の基礎である了解と受容の原型を引き出してみました。その根底には、母が子どもを、心をもった主体である、他者としての他者であるという思いが込められています。これこそ、私たちの自己に先んじて到来していたものではないでしょうか。そして、精神科臨床は、なにも特殊なものではなく、ごく人間的ないとなみを、その基礎としてもっているものなのです。

第Ⅵ講　精神科面接の基礎

第Ⅵ講では、精神科面接について基礎的な話をしたいと思います。

昨今、教育の現場でも医療面接が重要視されていますが、まだまだ満足のいくレベルのものではありません。もちろん精神科医の目からみれば、そう思われるのはあたりまえかもしれません。しかし一般科の面接と精神科の面接の差異があまりわからなくなっているような気もします。操作診断学などをみてみると、あらかじめ治療の場がしかるべく設定されているような前提で話が進められています。精神医学が徹底的に関係の学であることを考えれば、それは臨床の醍醐味をみずから放棄しているのではないでしょうか。それゆえあらためて精神科面接のあり方について考えることは、焦眉の課題になっています。

話を進めるにあたって、イメージをもちやすいように、次のようなAという統合失調症の事例が受診した場面を想定しましょう。

症例A　一七歳 男性

半年ほど前から、以前と比べて元気がないように、家族からは見受けられた。次第に口数が少なくなり、ぼんやりと物思いにふけるような姿が目立つようになった。しばらくして学校を休みがちとなり、友人との付き合いもなくなった。自室にひきこもることが多く、家族と食事をしなくなった。思い立ったようにアルバイトを始めたが、何度か行ったきりやめた。大学や専門学校の案内を取り寄せ、にわかに勉強を始めることもあったが、長続きはしなかった。次第に昼夜逆転の生活となり、風呂や着替えもあまりしないなど、生活のリズムが乱れてきた。心配した母親が、本人を説得して、精神科に連れてきた。

1　面接を始める

治療はすでに始まっている

すでに第V講でも述べたように、精神科臨床では診断と治療は絡み合っています。正しい診断をして、しかるのちにそれに対して合理的な治療を選択するというのは、立派な考え方ですが、そんなふうに整然と診療が進むことはまずありません。もちろん診断は大切です。ないがしろにしてよいものではありません。ただ、本音を言うなら、「正しい診断の上に正しい治療があるのだ」というようなことをことさら主張する人は、あまり臨床家としてセンスがよいとは思われません。こういう見解の持ち主は、私は見る（診る）人、患者は見られる（診られる）人、という枠組みが固定されており、しかもこうした枠組みがあることにすら気づかないのです。もちろんこうした見る（診る）視点は、診療の中でどこかに確保しておかねばなりません。しかしそれがあまり幅をきかせてもらっては困りますし、本来は主役をはるほど大層なことではありません。

ここでは次の原則を確認しておきましょう。

治療は診断に優先する。

診断はあくまで治療に奉仕するものです。あたりまえのことかもしれませんが、診断するという行為は、良くも悪くも、きわめて大きな影響を与えます。たとえばAの場合、診断するまなざしが彼を拒否的にしてしまうかもしれません。自分のことが勝手に解釈されていると感じられることもあるでしょう。あるいは診断するという行為が所見を作り出すこともあるかもしれません。診断は治療的なかかわりの中で、つまりは動きの中で行われ、そして再び治療へとフィードバックされてゆく、できれば両者はそうした関係でありたいものです。

治療は診断に先がけて始まっているのです。診察が始まったその瞬間から、あるいはそれに先がけて、病院へ来るまでのさまざまないきさつが治療に関係してきます。家族に言われたこと、病院の雰囲気、職員の対応、そうしたものすべてが影響を与えるのです。それゆえ、好むと好まざるとにかかわらず、私たちのふるまいは、初手から、治療を左右するパラメータになるのです。

挨拶をする

先にも言いましたが、私のいる大学病院では、学生実習の際に、初診患者の予診をとらせます。今でも神経を使いますが、最初はこんなことをやらせてよいものかと悩みました。いろいろ工夫してみましたが、予診が無難に終わるコツは至極単純なことでした。それは最初に挨拶をきちんと行うことです。学生の場合は自己紹介です。つまり、自分が医学部生であり、医師の診察の前にお話を聞かせてもらうことを、はっきりと伝えることです。もちろん、あらかじめ私の方で患者に応諾をとり、適切と思われる事例しかお願いしませんが、今まで大きな問題は起こりませんでした。

挨拶をすること、これはごくあたりまえのことですが、きちんと行われないこともあるようです。あたりまえと言いましたが、Aのような場合、ごく普通に挨拶を交わすということは、しばらくなかったかもしれませんし、意外と大きな治療因子かもしれません。ねらいは単純です。ほんの少しうちとけた関係を作ることです。しかしこうした単純なことほど存外難しいものです。日本人は、礼儀作法にうるさい割には、欧米人ほど挨拶の重要性に頓着していないかもしれません。海外に行くと、ちょっと覗くつもりでお店に入ったときでも、店員とはっきりと挨拶を交わしますし、挨拶を交わしてはじめて対話が始まります。

また、最近ではインフォームド・コンセントなどで取り上げられるようになりましたが、患者に、いま自分が置かれている状況をきちんと伝えることを忘れないようにしなければなりません。挨拶とともにオリエンテーションが行われます。学生の場合には、予診であることを伝えることです。いったん事情がわかると、患者は学生だということで、医者の場合より気楽に話してくれることもあるようです。

いま自分がどういう状況に置かれているかを知ることは、安心につながります。これはあたりまえのことですが、存外忘れられています。たとえば注射を受けるとき、何の注射かわからず打たれたら、どれほど不安になるか想像してみればわかります。このちょっとしたことが、やはり意外に大きな作用を与えます。もしAが少し安心してくれたとします。これは大変大きな出来事ではないでしょうか。というのも、彼はおそらくこの半年間、自分でもよくわからない事態に陥っており、「安心する」という体験を忘れていたはずだからです。この時点で、彼が普段の生活の中で安心感を得ることは困難です。治療という日常世界から離れたセッティングゆえに得られる効果であるといえるでしょう。

かかわりをもとうとしたとき、診断はおとずれる

つい今しがた、診断より治療が優先されることを言いました。とはいえ、実は診断に関しても、一回目の山場はすぐにきます。それは最初に出会った瞬間です。

神田橋條治氏は、外来診察の際、ドアを開けて患者を呼び、患者が席を立って診察室に入り、そして椅子に座るまでの間に、その日の患者の具合を把握するといいます。私も、忙しい外来ですの

で、そのやり方を取り入れていますす。名人芸をまねるというのではなく、診察のひとつの所見として重要視しているのです。また臨床センスを磨くためにも役立ちます。

直観診断といわれるものは、どことなく胡散臭いものですが、かといって無視することはできません。たとえば、統合失調症の診断を例にとると、いわゆるDSM方式では表現できないもの、「いわくいいがたいもの」があります。いくら症状を羅列しても、そこにはないもの、しかしそれなしでは統合失調症と診断するのをためらわせるもの、それは「感じる」よりないものです。その「感じ」はいつもそこにあるというわけではなく、到来する時機というものがあります。とくに最初に出会うその瞬間は特権的なものです。

「はじめて会ったばかりなのにわかるのか」といぶかる方もおられるかもしれません。もちろん、わからない場合もありますし、わかるといっても丹念に診てはじめて見えてくるものとはまた違ったレベルのものです。ただ、初対面というのは、何も先入見をもたず、惰性に流されず、ふっと入ってきたものを感じることができるという意味で、特権的な時機です。

「一瞬でわかるのか」と思われるかもしれません。しかしわかるというのは大抵、一瞬の出来事なのです。もちろん、普段の診療では、丁寧な診療の積み重ねの上に一瞬の到来があるわけですが、初診時はやはり特権的な瞬間なのです。できれば虚心坦懐に、感覚を研ぎ澄ませて感じたいものです。これは受動的な、観照的な態度ではありません。入ってくるものに対して、心を開いておくということです。

さらに重要なことがあります。それは、われわれはただただ感じるだけではないということです。

かかわりをもとうとするのであり、もとうとするまさにその瞬間、他者の他者としての感触に突き当たります。直観診断の範例としてリュムケの「プレコックス感」が有名です。「分裂病くささ」とも訳されているものです。しかし「プレコックス感」は、ただ感じるものではありません。リュムケ自身はそれを、「面接者の感情移入の手が短すぎて相手に届かぬと面接者自身が認知すること」と表現しています。また統合失調症患者は「対人接近本能の減弱」があり、面接者は「対人接近が一方的」になり、「一種の困惑感」が生じ、そのためことさら「病者を刺激する行為に出る」が、そうなると患者は「当初の非意図的な対人接触欠如に加えてさらに積極的に身を引く」と描かれています。

つまり、プレコックス感とは受け身的な感覚ではなく、かかわろうとする行為のさなかで感じ取られるものなのです。付け加えておかなければならないのは、リュムケは「対人接触本能の減弱」といったネガティヴな見方に終始しているわけではないことです。統合失調症患者は「何としても対人接触を試みよう」、「共同体性を取り戻したい」と心中深く念じているのであり、治療者が忍耐強くこのサインに耳を傾ければ、それを汲み取ることができるのだ、と述べています。

おそらく統合失調症患者は、どこかで通じる人たちなのだと思います。日常の垢や汚れを削ぎ落として相対したとき、率直に、すっと何かが通じる感じをもつのは私だけではないでしょう。Aの場合にも、そのような感触が得られるかもしれません。もし得られたなら、それは今後の治療の導きの糸となります。

受診までのいきさつに多くのものが込められている

俗に「主訴」というものがありますが、精神科臨床では、それ以前に来院したいきさつが重要になります。一見、単純な経緯であるように思われる場合もあります。自分で具合が悪いと感じたからであるとか、内科から紹介されたとか、そういう場合には、ことさらいきさつにこだわる必要はないかもしれません。

しかし、自発的に受診した患者でも、なぜまたほかならぬ今日この日に、ここに来たのだろうかと考えてみると、そう一筋縄でいくものではありません。ちょっと時間を遡れば、多くの患者は彼らなりに適応した生活を送っていたのです。それがいつの頃からか異変を生じ、それがただならぬものであるように思われ、それに対して自分なりに考え、自分なりに対処し、あるいは人に相談し、それでもうまくいかず、困りはて、最終的にわれわれの前に来ることになったのです。この経過の中で病は発生したのであり、こうした経緯の中に病のあり方を読み取ることができます。事例化の中に、最も豊かな臨床所見が含まれているのです。そして、いきさつを聞くことは、患者と病の関係、病を生きる患者の姿が見えてくることにもつながります。

Aの場合のように、自分から来たのではない場合はどうでしょうか。経緯を聞く中で大切なことは、患者の受診に対する意思を確認することです。自分から来た場合には、それほど問題はないかもしれません。その場合でも、決意して受診したことをそれとなく評価しておくとよいでしょう。自分の意思とはいえ、大抵の患者は精神科に来たくはなかったはずであり、来たことを後悔しているかもしれず、今からでも遅くないから逃げ出そうかと考えているかもしれません。その不安ははかりしれないものがあります。

自分の意思でない受診の場合、この時はどうすればよいのでしょうか。あらかじめそのことは見当はつくでしょうから、その際には、「今日は自分で来られたのか、それともご家族が勧めてくれたのか」などと聞きます。家族も切羽詰まって連れてきたのですし、損な役回りをして、つらい思いをされているのですから、あまりあしざまに、「無理やり連れてきた」とか、「騙して連れてきた」というような規定をこちらからするべきではありません。患者が自分の意思でないことを表明したらどうすればよいでしょうか。正解というものはありませんが、ともかくもまず、本人の気持ちを汲むことです。「ここに来たのは不本意だったのですね」というような言い方をするかもしれません。そのうえで、それにもかかわらず来てくれたことをねぎらいます。ここをしっかりやっておけば、その後の診察は比較的スムーズにいきます。

しばしばこうしたことがきっかけで、話の糸口がつかめることがあります。自分がいつのまにかうまくいかなくなっていったこと、他の人たちから心が離れてしまったこと、何かよくわからないが圧迫を受けていること、なんとかしなければとあせっていること、そうしたことがAの口から語り出されるかもしれません。

本人の意思がないところ、はっきりしないところで治療を行わざるをえないこともあるのが、他の科にはない、精神科の難しさです。それは避けて通れません。それだけでなく、醍醐味もあります。リュムケの言うように、患者はどこかでつながりを求めています。失望して徹底的な他者の拒否になるのか、それともかすかな、しかしどこかでしっかりつながっているという確信が得られるのか、紙一重なのです。

構造を設定する

どんな治療にも、構造というものがあります。医療という特殊な空間で行われるかぎり、治療はその強い磁場をあらかじめ受けています。無構造というわけにはいかないのです。それゆえ、その場を治療者なりに設定する必要があります。

ただ構造化といっても、精神分析でいうような大層なものではありません。Aの場合なら、まず彼だけに診察室に入ってもらいます。これだけでかなり強い構造化になります。Aとまず向き合うこと、これだけで家族に連れてこられたという形で始まった治療を、A自身が治療の主体であるという形へと転換するものです。統合失調症は自己の主体性が危うくなるという病理を抱えているにもかかわらず、家族のみならずわれわれもまた、ともすれば彼らの主体性をないがしろにするように行動してしまいます。自分が患者であるのに、自分のあずかりしらないところで治療が進められたら、いったいどんな気持ちがするでしょうか。統合失調症の患者ほど従順に服薬してくれる人たちもいません。彼らが拒薬するのは、大抵は主体をないがしろにした治療構造によるものです。

統合失調症の治療における構造化には、このように素朴ですが、いくつかのポイントがあります。まずいうまでもないことのようにみえて、なんらかの形でかならず伝えておくべきことがあります。まず第一は、〈本人にことわりなしにことを運ばないこと〉。場合によっては、本人の意に添わぬことを行わなければならないこともあります。しかしどんな時にも、本人にことわりを入れるということ、このことは保証されなければなりません。統合失調症患者が最も傷つくのは裏切られることであり、それはどこかで「なんとかして対人接触を取り戻そう」としている彼らの心を、決定的に冷えたものにする契機となります。

次に、〈言いたくないことは言わなくてよいこと〉。それによって不利益をこうむらないこと。さらに、〈ここで話したことはここだけの話であること〉。これらはまず内面の尊重です。そしてともすれば内と外がつつぬけになりがちな彼らの病理に配慮したものです。意外なほど患者は、診察室で話したことが伝わるのではないかと心配しているものです。そこまでする必要はないように思われる事例でも、「ここで話したことが外に洩れることはない」旨は言っておくべきです。そしてさらに、社会から保護された空間を作ること。統合失調症者の心の世界は中間地帯とでもいうべきものがやせています。これはアンビバレンツ（両価性）の原型でもありますが、社会と個人の間に緩衝地帯がないことでもあります。社会の力がいきなり彼らの内面に到達するのです。Aの場合も、おそらく彼にとってみれば正体のわからない何かある圧迫を受けていたのではないでしょうか。それは、将来の不安であるとか、社会でうまくやっていけないのではないかという絶望などとして、かろうじて表現されるたぐいのものなのです。

このあたりは実は相当きわどい局面なのです。なぜなら、私たちの医学は、患者の内面をのぞきこむような装置を備えており、そして社会的権力を代表しているように受け取られるからです。単にそう見られるだけでなく、実際しばしば患者の内面を暴き出し、社会からの抑圧や排除を代行しているのです。

おしなべていえば、統合失調症の臨床で求められる構造化は、患者の主体化、内面の尊重、社会から秘匿された安全な空間の形成、といったものを目指します。それはお作法でも流儀でもなく、ただただ直接病理そのものにかかわるものなのです。

さて、ようやく構造が整いました。これからいよいよ面接が展開されます。

2 話す、放す、離す——語りのダイナミズム

日常心理学を解体する

すでに述べたように、面接というものは治療にほかなりません。そして精神科治療の支柱となるものです。面接というのは情報を収集するものだと単純に考える医師も結構いますが、それは端的に間違っています。まるで人畜無害な観察者であるように思い込んでいるようですが、そうした態度自体が治療に対して決定的にネガティヴな影響をもたらしかねません。

前講ですでに述べましたが、治療としての面接には了解と受容という二つの側面があります。前者は、まず、患者を了解すること、それによって安心してもらうことです。つまりは共感され、わかってもらうことであり、Aの場合だと「ああ、そうか。そういうことだったのか」というふうに、少し状況が整理されたように感じて、安心してもらうことです。それに対して、後者は、まさに自分は主体なんだというふうに尊重してもらえるということです。Aの場合には、そのことによって、

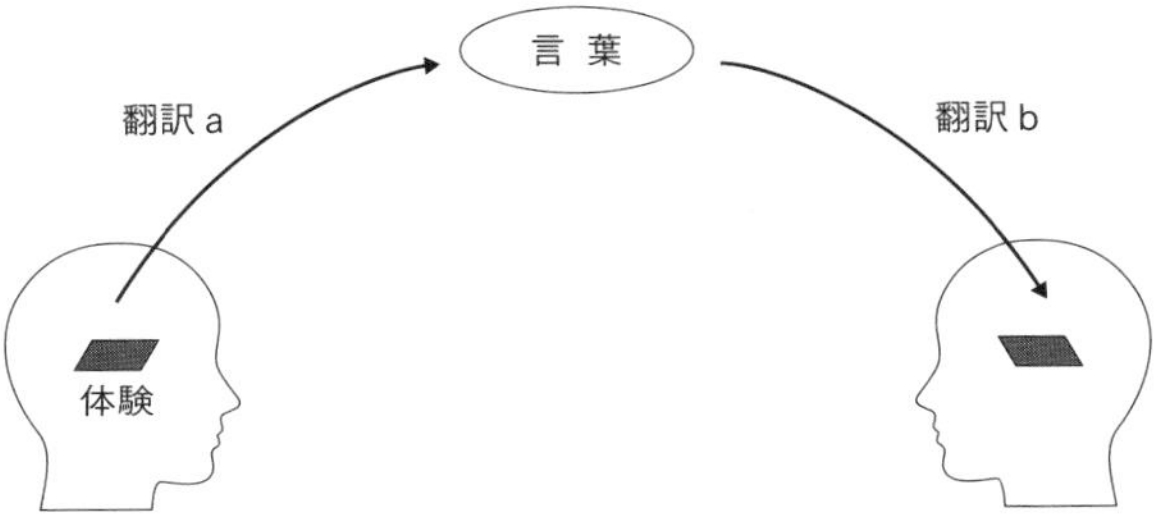

図Ⅵ－1　解体すべき図式

一番根底にある主体にかかわる病理に対しての働きかけに、実はすでになっているのです。前講でも言ったように、この二点が、私は精神科的な面接の基本であろうと思っています。

ところで、あらためて精神科面接を考えるために、まずやっておかなければならないことがあります。われわれは面接でのやりとりについて、どのようなモデルを想定しているでしょうか。多くの人は、図Ⅵ－1のような構図を思い浮かべるのではないでしょうか。

一方に患者がいて、他方に治療者がいる。患者の中にはなんらかの体験がある。患者はそれを自分の言葉で表現する。つまり体験を対象化して、それを言葉に翻訳する。次いで、この言葉を治療者が聞く。治療者はその言葉を体験に翻訳する。それによって治療者の中に患者の体験と似たものが生じる。こういう一連の行程をわれわれは前提としているのではないでしょうか。この図式は一度徹底的に解体しておく必要があります。

日常の生活ではこれでかまいません。逆にこうでなければ困ります。発言したことが、言った本人の体験を表しているのだということ、その発言はそのようなものとして、他人に受け取られるのだということ、そして発言はそれを行った人に帰属しているということ、こういうことでなければ世の中は回っていきません。言った人の責任も問えませんし、意思の疎通もはかれません。

しかし精神科臨床に応用するには、あまりにも貧困な図式です。ちょっと考えてみただけでも、二つの段階で誤差が生じます。つまり患者が自分の体験を翻訳するという段階（a）と、治療者が聞いた言葉を翻訳する段階（b）の二つです。とりあえず誤差という曖昧な表現をしましたが、ここに差し挟まれているのはもっとラディカルなものです。

話す＝放す——話してみてはじめてわかる

問題はまず、自分の中に体験があって、それについての明確な概念が自分の頭の中にあるという想定です。こんな気楽な考え方では、患者を受けとめることはできません。たとえばAの場合、彼の体験は彼自身にもまだとらえどころのない、不気味なものかもしれません。実は私たちの日常の体験も、もしそれ自体を精確に描写しようとするなら、概念や言葉で尽くせるものではありません。にもかかわらず、われわれはそこに言語というタグを、なかば強引につけて形にするのです。それによって、体験が本来もっているはずの生々しさやリアルさは失われますが、変転してやまないものが固定され、われわれは体験の主体となるのです。もっとも、Aの場合には、話すことによって自分の体験の主体になることができるかどうか、微妙なところです。このことはまたあとで触れることにします。

つまり、ここが重要なのですが、われわれは話してみて、自分が何を体験しているのか、何を考えているのか、はじめてわかるのだということです。声に出すか出さないかはともかく、言語化してみてはじめてわかるのです。最初から生の体験や考えが明確にあって、しかるのちにそれを翻訳しているというのは、偽の図式です。この機序を徹底的に理解することが、精神科面接を考える際の前提になります。

このことはなかなか理解しにくいかもしれませんが、第V講で取り上げた乳児の例をもう一度思い出してください。乳児は自分の中に何かわけのわからない不快Xが生じると、泣きます。この泣き声は母親に聞き取られ、解釈され、そして意味が与え返されます。「ボクはおなかがすいているんだね」という意味を乳児は受け取ります。この回路は、乳児が大人になっても働いています。何であるかははっきりとわからないが、言語化してみてはじめてわかる。別に相手から「ああ、君はこう考えているんだね」と言われなくとも、ともかく何かを話してみて、自分の考えが明らかになるのです。

第V講のはじめに、赤い色を見て、自分の体験と、相手の体験が同じであるか検証するという実験をしてみました。その時、原理的には同じ体験であることは確認できないという結論に達しました。にもかかわらず、「赤だよね」、「赤でいいんですよね」という一言で問題は解消してしまいます。そう言ってみたところで、自分と相手の体験が同じかどうかは相変わらずわかりません。しかし「赤だよね」という言葉を発することによって、言語体系、あるいは社会のコードから、私たちは「赤」という意味を受け取るのです。

「話す」とは、「放す」に通じます。つまり私たちは、一度外へ向けて、未知のものを投げかける

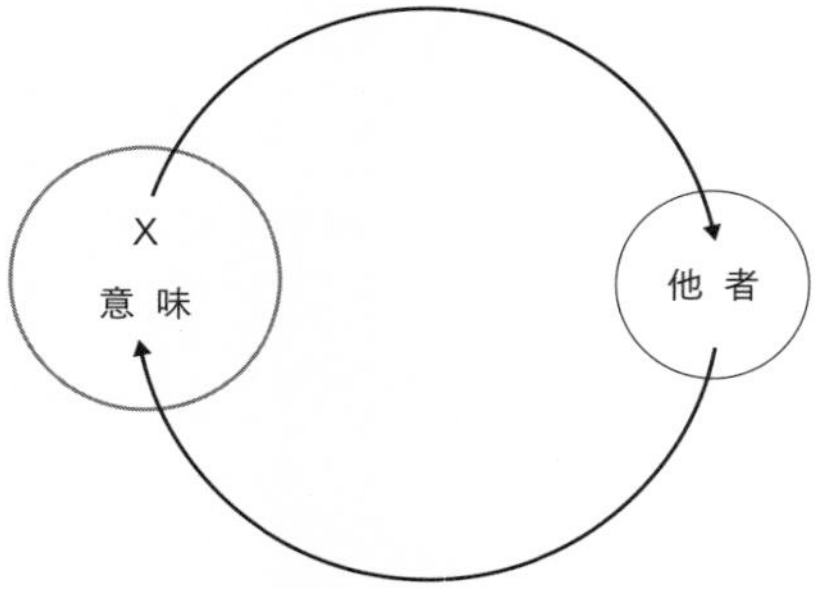

人が話すとそれは他者から応答され、
話してみてはじめて意味がわかる

図Ⅵ－2

のです。しかるのちに他者、あるいは社会というものから意味を受け取ります。私たちの言語行為には、図Ⅵ－2に描かれたような、ダイナミックな回路がつねに作動しているのです。

話す＝離す――話してみて自由になる

「話す」ということはまた、「離す」ということでもあります。

私たちは話すことによって、自分自身の体験から距離がとれるようになります。ペタッと現実に張り付いてしまっているのではなくて、自分の体験に対して、わずかながらも隙間ができるようになります。つまり、自分自身の中の出来事や、知覚体験に密着してしまい、その中で身動きがとれなくなったり、あるいは自分自身を見失うのではなく、それに対して距離がとれるということです。大げさではなく、「自由」をもつということです。このことは、自分の体験に意味が与えられることと同じく、あるいはもしかしたらより重要な、話すことに含ま

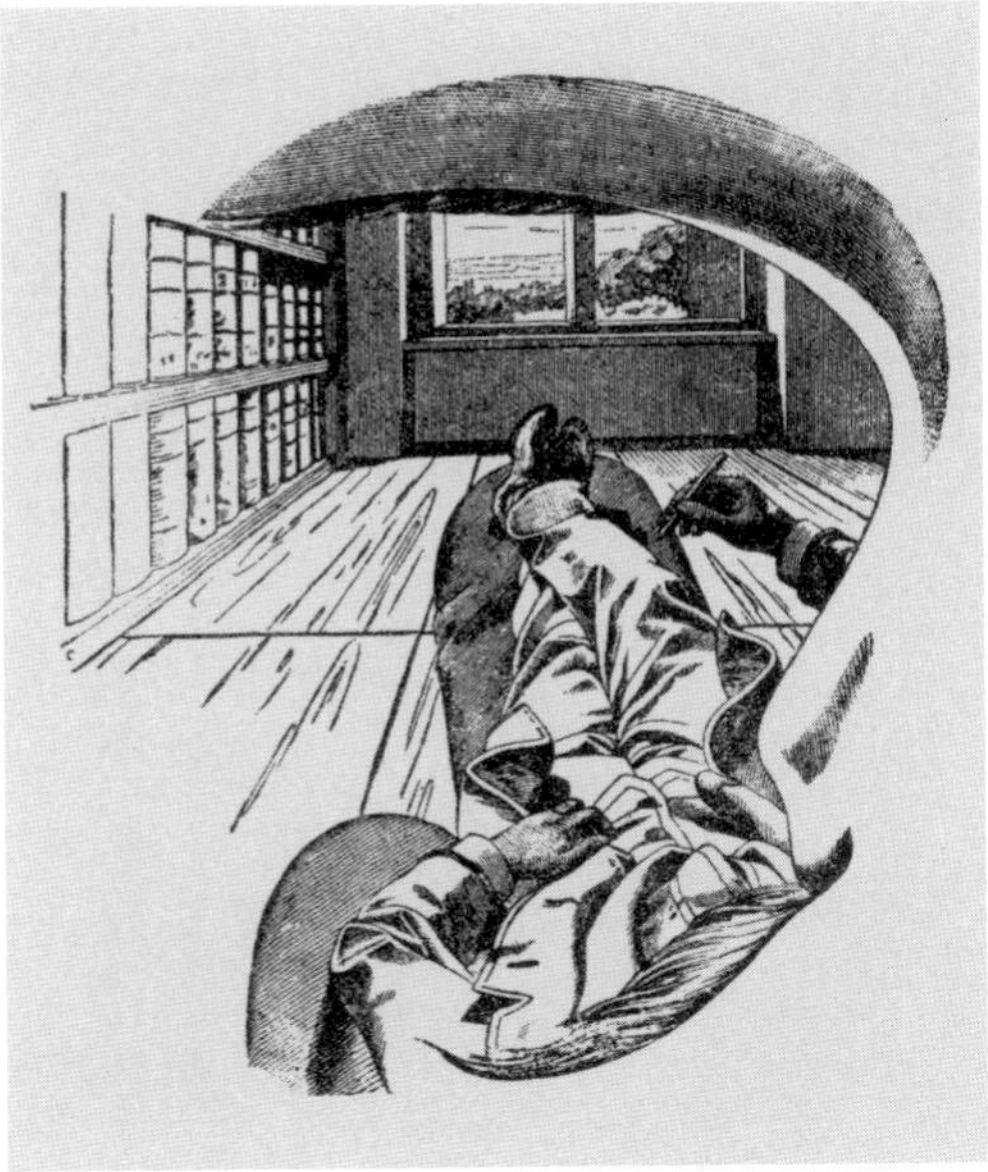

図Ⅵ－3　マッハ『感覚の分析』より
（Ernst Mach, *Die Analyse der Empfindungen*, 1886）

れている機能です。

図Ⅵ－3を見てください。これはエルンスト・マッハという哲学者の本の中に出てくる「左目で見た風景」という題の絵です。みなさんも右目を閉じてみてください。こういう具合に見えるでしょうか。マッハが大まじめに、現実というものはこのようなものだと考えていたのか、それともこんなことはあるわけないじゃないかと風刺的に示しているのか、私は知りません。それはともかく、もしわれわれが自分の知覚経験から距離がとれなかったら、世界というのはこういうふうに眼に張り付くことになります。

この図柄の中にはどこにも「私」はいません。もっとも、どのような知覚においても、その知覚野に「私」は含まれていないかもしれません。しかし、現実の知覚体験では、その現実に対して、別様の見え方の可能性が含まれています。たしかにいま与えられているのはこのようなものだが、私が移動すれば違った見え方をするだろうし、他人から見れば別の視野が開かれるだろうということが、そこに含み込まれています。あるいは、いま見えているたとえば壁の向こう側には別の部屋があり、そのさらに向こうには往来があり、人々が行き来している、そうしたバックグラウンドに支えられて、今の知覚体験が生じているのです。

つまり、われわれは現実に対して、ある自由をもちます。今の現実とは異なった現実の可能性が、潜在的に与えられているのです。つまり、光景とともに、光景を見ている「私」という視点を得るのです。同様に、私たちは、自分の体験を言語化することによって、それに対して一定の自由をもちます。体験が一義的に、決定済みのこととして押しつけられるのではなく、それを解釈する自由が与えられるのです。それによって体験に対して、その体験の主体となるのです。というよりも、話すことによって生じた隙間の中に私たちは自分の場所を見出すのであり、この主体としての立場が確保されることによって、私たちの体験はまさに体験として成立するのです。

言葉の創造的機能

話すことによって意味が与えられ、距離が形成され、そして体験の主体になる、こうした言葉のもつダイナミックな局面を、われわれは普段忘れています。ただ、新しいことを考え出したりするときなどになると、この創造的な機能が呼び起こされます。

たとえば私たちは、新しい局面を開くために、とりあえずひとつのフィクションを立ててみます。「こうなのではないか」と。当て推量ではあるのですが、そこから何かが見え、何かが生み出される可能性が生じるのです。

科学的な発見においても、似たようなことは起こります。たとえばニュートンが、リンゴが木から落ちるのを見て、万有引力の法則を思いついたという逸話をご存じでしょう。たぶん作り話だと思いますが、仮にこういう形で発見が行われたのだとします。すでに物理法則を知っている側から考えれば、リンゴが木から落ちたというのは、ひとつのきっかけにすぎません。大事なのは万有引力の法則であって、それがひとたび定立されれば、リンゴが落ちた逸話は、法則のひとつの例にすぎないのだとされます。ここにもたびたび言及してきた「恩知らずな構造」が認められます。突破口を開き、法則をもたらしたのは、ふとした瞬間に訪れたリンゴの落下だったのです。にもかかわらず、この生みの親である逸話は、いったん法則がもたらされると、もう用済みになって、捨てられてしまうのです。

同じようなことは日常世界でも起きています。われわれは、何かを語ってみることによって体験を生み出しているにもかかわらず、最初から体験があって、それを言葉にしているだけなのだと思い込んでいます。たしかに物理学にとってみれば、木からリンゴが落ちることは、普遍法則に従ったものにすぎませんが、しかしこういう発生の局面には、一番ヴィヴィッドなものが含まれています。データをいくら積み重ねても、天空と地上を貫く法則は生まれなかったに違いありません。

ヘレン・ケラーのエピソードを振り返ってみましょう。彼女が〝water〟を媒介にして言語の世界に入っていく局面です。実は、ヘレンは、障害をこうむる直前に、叫び声として「ウォ」という発語ができたそうです。この「ウォ」が、自分から外へと言葉を放つ、まさに最初の一歩となるべきものだったのです。そこで彼女の言語機能は停止していました。ヘレンの中には、自分の中から外へ出る通路として、「ウォ」という痕跡があったのです。サリヴァン女史がそのことを知っていたかはわかりませんが、「ウォ」から water へとつながることによって、ヘレンは言語の世界へと解放されたわけです。いったん言語機能が習得されてしまえば、water は言語のただの一要素にすぎません。しかしどうでもいいものかというと、そういうわけではなくて、おそらくは彼女の心の中に大切なものとして残っていったのだろうと思います。

3　面接を展開する

行方不明の言葉

再び、症例Aに戻りましょう。

われわれは日常的なコミュニケーションの図式を解体して、語ることによって意味を受け取り、そして体験から自由になり、さらに体験の主体となる、そうしたダイナミズムがあることを見て取りました。

なぜここまで突っ込んで考えなければならないのでしょうか。たとえばそれほど重症ではないパ

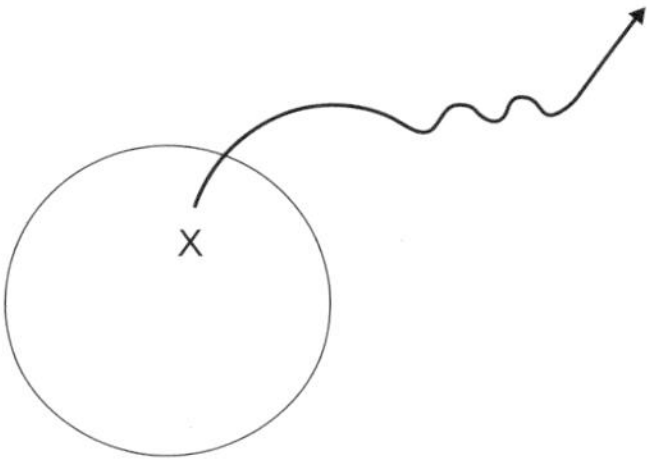

統合失調症では言葉や思考は回帰せず、
行方不明となる

図VI－4　行方不明の言葉

ニック障害の患者が来たとします。この場合は、さしあたり日常的なコミュニケーションのレベルでも、診察は進行していきます。患者は「いついつしかじかのことがありました」と順序だてて報告し、また医師の問診に的確に答えることができます。つまり「最初に体験があり、それを言語化する」という便宜的なモデルでも、さして支障はないように思われます。しかしAのような症例ではそうはいきません。

　最初の出会いが無難にすんで、Aが自分のことについて話してくれたとします。それまでひとりでわけのわからないものに苛まれてきたのだから、それを他人に話して安心するのではないか、そんな呑気なことを考える精神科医がいないことを祈ります。彼が外に向かって放った言葉は、穏やかな意味をもって与え返されず、行きっぱなしになります。さらにはつつぬけになり、盗まれてしまいます（図VI－4）。こうした病理を統合失調症は抱えているのです。彼の中の「わけのわからないもの」というのは、最初からそうしたものがあるのではなくて、言語化しても彼にその意味が与え返されない、そうした病理の結果として生じた状態であると考えた方がよいかもしれません。いつのまにか彼には、周囲からの、そして社会からの、「それでいいのだ」という応答が返ってこなくなっていたのです。

それだけではありません。Aの前には、強大な医学という知の制度があります。彼の話したことは、ともすればすぐに医学的に解釈され、医学という言語体系の中に組み込まれてしまいます。たとえばAが、「自分の頭の中に声が聞こえてくるような気がします」と言ったとします。そのとたん、それは〈幻聴〉という症状として登録されてしまうのです。私たちはこうした磁場の中で治療をしていることを忘れるべきではありません。構造の設定の際に指摘した「話したくないことは話さなくてよい」や「ここで話したことはここだけのこと」という原則は、すでに治療的な意味が込められていたのです。

統合失調症にかぎりませんが、患者の側が言いっぱなしになるのはよくありません。なんらかの形でフィードバックを受けるように心がけるべきです。その際、患者にとって受け入れやすく、多少安心できるような、いくつかの言葉を覚えておくとよいでしょう。たとえば「あせっている」というのはタイミングさえ間違えなければ、患者は大抵受け入れてくれます。あるいは「どこか歯車が狂っている」、「なんとなく圧迫感を受けている」、「どうしてよいか途方にくれている」というようなたぐいのことを、穏やかに返してあげるとよいかもしれません。ここでも治療者の対応はきわめてクリティカルなものです。Aにしてみれば、自分の語った言葉が狂人の言語として、あるいは障害者の言説としてとらえられるか、それとも話してみて緊迫した不安がやわらぐか、紙一重なのです。もちろん、治療者が返すのは言葉だけではありません。しっかりと聴いて受けとめることが基本にあります。

張り付く言葉

話すことによって、自分の体験から距離がとれる、そして体験の主体となる。これもまた統合失調症ではあやしくなっています。話すこと、あるいは考えることが、そのまま現実になってしまうがごとき事態が起こります。先ほどのマッハの絵のようになってしまうのです。考えがぴたっと自分に張り付いてしまって、その考えや話したことに対して距離がとれなくなるのです。通常、私が話すと、私はその話したことに対して主人であり、その話は私に帰属します。考えの場合もまったく同じです。ところが、統合失調症では、自分が考えるよりも先に、考えがいきなりぽんとやってくる。自分の考えであるはずなのに、自分の考えとして体験できなくなるのです。それゆえ面接においても、患者は話したとたんにそれが動かしがたい現実になってしまい、それに対してどうしようもなくなるということが起こりうるのです。

それだけではありません。他人から話されたこともまた、張り付いてしまうのです。考えが押しつけられ、さらには自分の中に侵入し、そしてすでに決定済みのこととして宣告されます。それを言い換えたり、解釈したりする余地はないのです。ミシェル・フーコーは「言説というものは言い換えられることを求める」と述べています。おそらくわれわれは、自分の言ったことにせよ、他人から言われたことにせよ、それを言い換えられる自由をもつことによって、その言葉に対する主人になるのだと思います。というよりも、私たちの自由とは、万能なものでも無制約なものでもなく、

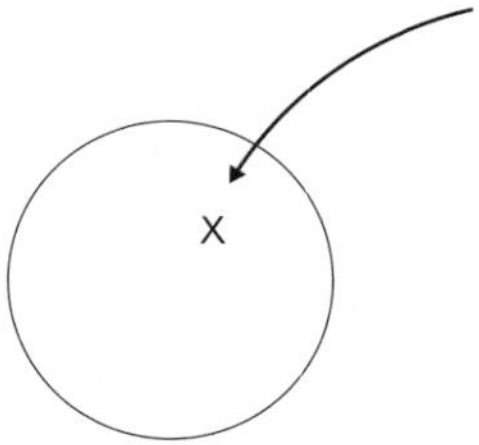

統合失調症ではいきなり外から思考が
入り込んで張り付いてしまう

図Ⅵ－5　張り付く言葉

せいぜいこうした言い換えの自由、解釈することの自由であり、言葉の狭間に見出されるものなのでしょう。

さすれば、Ａにとって治療者の言葉はどのようなポテンシャルをはらんだものであるか、容易に想像がつくのではないでしょうか。つつぬけの構造は双方向性をもっており、盗まれる、抜けていくだけでなく、侵入する方向にも起こります。それゆえ治療者の言葉はともすれば宣告、宣託、さらには啓示のようなものとして到来しかねないものなのです（図Ⅵ－5）。こうしたことが、統合失調症の診療において、気づかれぬまま大きな障壁になっていることがあります。ではどうすればよいのでしょうか。意外な盲点があります。こうしたことは率直に患者と話してみればいいのです。もし自分の言葉が患者に侵入的なものとして受け取られている懸念があれば、そうではないかどうか聞いてみることです。

自分の考えが外に抜けていく方向については、治療の場を構造化することによってある程度対応できますが、侵入的な方向の病理に対しては、態度で示すよりありません。指示や判断ははっきりと、正直に話すべきですが、患者の内面にかかわることについては、先ほどフィードバックの仕方で示したような工夫が必要になってきます。付け加えておきますが、返す言葉としては、できれば身体に近い用語をもちいるのがひとつのコツです。また、安全な枠組みのもとに、身体診察を介したやりとりは存外有効です。なお、ここでは病名告知の問題については触れる余裕はありませんが、告知はこうした磁場のもとで行われること、そして最も侵襲的になりうるものであることを銘記しておくべきです。

「幻聴を聞く」の欺瞞

さて、どうやらAには幻聴らしき症状があるようです。破瓜《はか》型のように、関係がとりにくく、状態がとらえにくい症例では、こうした症状が確認されると、治療者は人心地つくのではないでしょうか。なかでも幻聴はその代表のようなものです。しかし、幻聴をどう扱うかはそれほど単純なことではありません。

私は駆け出しの頃から、幻聴に興味をもったり、さしたる抵抗もなく幻聴を患者から聞き出そうとする精神科医というのは、統合失調症の治療者としてはセンスが悪いのだろうと思っていましたし、今でもそれは変わりません。ただ、あわただしい臨床の中では、単刀直入に聞いてしまうのもやむをえないかもしれません。しかし、いったい「幻聴を聞いている」というのはどういうことなのでしょうか。大げさではなく、ここに精神医学のもつ根本問題が含まれています。

いうまでもないことですが、幻聴があるかどうかは、患者の発言から確認されることです。仕草や表情などからわかることもありますが、大抵はいわゆる問診によって同定されます。ということは、われわれは幻聴の存在を告げ知らせる患者の言葉に信を置いているということになります。患者の話したことはそのまま受け取ればよい、これはまあよいかもしれません。しかし次の段階が問題です。多くの精神科医が幻聴を確認するや、「ああ、おそらく統合失調症だろう」と判断します。つまり彼は精神病である、彼の自我は壊乱している、彼の主体はその存立が危ぶまれている、ということになります。そのとたん、患者の言葉は精神病者の言葉になります。そうなると、幻聴を訴える患者の言葉には信憑性があるのでしょうか。

ここには「クレタ人は言った。すべてのクレタ人は嘘つきである」、あるいは「私は嘘をついている」というパラドックスとまったく同じ構造があります。幻聴があると聞いたら、すぐさまそれで相手を精神病とする。しかし精神病と規定するのは、当人の発言を根拠にしているのですから、相手は正常な主体と前提されている、こういうことをわれわれは普段行っているのです。自分たちの都合に合わせて、患者をあるいはおかしいとし、あるいはまともであるとする、こうした欺瞞的なことを平気でやってのけているのです。

このようなときに持ち出される逃げ道があります。つまり、患者の中には「健全な部分」が残っているのだと。正常な部分が異常な部分を報告しているのだと。これも個人的にはセンスが悪い考え方だと思います。しかしメリットもあります。それは患者の健全性への信頼です。そして病理を言語化し、局所化し、取り扱い可能なものとします。こうした手続きを経て、病理はある程度中和されることになります。

しかしこの「部分」という考え方が見落としていること、それはかなり致命的なことかもしれません。ひとつは病理の深刻さです。あたかもパニック障害の患者が自分の症状を訴えるような、そうしたもののごとく取り扱われてしまいます。いまひとつは、これは統合失調症の患者は、実はわれわれ日常を生きる者よりも、はるかにまともな人であるということ、「超正常」とでもいうべき人たちであること、こうした臨床家がひそかに感じ取っていることが封殺されてしまいます。

後者のことはわかりにくいかもしれません。たとえば「反省」という現象を取り上げてみましょう。われわれは時々反省します。そして感心なことに悔い改めるかもしれません。しかし大抵の場合、私たちの反省には手心が加えられています。適当なところで切り上げます。もう少し深刻な人になると、反省していることが免罪符になっているのではないかと感じます。そしてさらに反省するのですが、それもまた言い訳ではないかという良心の声が追いかけてきます。とはいえ、それでもどこかで切り上げるよりありません。こうした反省のもつ欺瞞を統合失調症者は実は見抜いているのではないでしょうか。しかしそれは声なき声にとどまります。彼らの反省は、しばしば反省している自分自身を穿ち、転覆させてしまうものになりかねないのです。ここで超正常は、急転直下、異常に突き抜けてしまいます。

幻聴のもつ深刻さは、自己を根底的に転覆させるモメントにあります。実際にはさまざまな形態があると思います。たとえばそれはいきなりやってきて、そしてすでにそこにあります。そこというより、自分の懐深くに飛び込んでいます。気がついたときには、すでに自分は聞いていた、われに返って聞いていた自分に気づきます。「健全な部分／病的な部分」という発想をするかぎり、私たちの思いは決してこうしたところまでは届かないでしょう。面接の基本をひとつ挙げておきます。

治療者が患者の体験の深刻さをとことんわかって、はじめて回復する展望も開けるのです。

4　正常な自分をちょっとのあいだ脇に置いておく

「では、いったいあなたは幻聴をどう扱っているのですか」と聞かれると、そう簡単には答えられないことを告白しなければなりません。ただ、いくつかの方針はあります。Aが目の前にいるとして、まず、こちらからはなるべく聞かないようにします。少なくとも彼が私を少し信用してくれるまでは控えます。聞く場合には、どういうふうに聞こえるかという形式に着目します。彼がどういう体験をしているのか、思いをめぐらせます。不意打ちのようにやってくるとか、ぶつっと思考が途切れてしまうとか、そうしたイメージがつかめれば、提示してみます。こうした手続きを踏んでいけば、あまり幻聴という名前にとらわれずに、治療が展開するように思います。

精神科医の想像力

幻聴というのは、はじめから患者の中に存在するのではありません。治療者との関係の中で析出するのです。おそらく精神医学という制度の中に、統合失調症者が置かれたとき、最も産出されやすい形の症状なのでしょう。最初から幻聴を体験していたようにみえる事例でも、それは患者と社会の接点で生み出されてきたものなのです。

それゆえ、幻聴という症状がどう記述されているかには、治療関係が反映されているのです。残念ながら、多くの記述は、通り一遍の問診風の診察と精神科医の貧困な想像力を映し出しています。

学生実習や研修医の教育で、ロールプレイをしてもらうことがありますが、患者役をやってみると、「こういうことをしゃべったらおかしいと思われるんじゃないか」という危惧を感じるようです。おそらくAもそういう気持ちになっているはずです。そう考えると、そうした恐怖を振り切って、彼は異常体験があるということを言ってくれたことになります。いってみるなら、彼自身が正常と異常の間をつないでくれたのです。大変な贈り物をわれわれはもらったことになります。

ところがせっかく患者が一歩こちらに踏み出してくれたのに、医者の側は、「ああ、幻聴があるのだ」で終わってしまうことがままあります。われわれ精神科医というのは、正常と異常の間を行き来し、架橋する役割を担っているはずであるのに、患者の言うことをただ医学の言語に翻訳して登録することでよしとしてしまっているのが現況ではないでしょうか。

第V講で、子どもの泣き声を解釈する母親について論じました。私たちの中には、こうした母の想像する機能が備わっているはずです。その翼を遠慮なく広げて、患者の内面を想像してみることです。藤山直樹氏は精神分析家の役割について、次のようなたとえをしています。子どもが夜中に「おばけがいる」と恐がって、母を呼んだとします。その時に母親はどうふるまうでしょうか。日常的な常識に従って、「おばけなんかいないわよ。早く寝なさい」と言って、テレビの続きを見に立ち去ってしまう母親。あるいは、おばけがいると思って、一晩中探す母親。いろいろな対応がありますが、分析家として望ましい対応はおそらく次のようなものだということです。子どもの話を聞いた母は、一時の間、「本当におばけがいるのかな」と思ってみて、一緒に探してあげる、そうしたものです。本当はおばけなどいないと大人の常識ではわかっているが、そんな考えにはいつでもまた戻ってこられるのだから、それをしばらく脇に置いておいて、おばけがいる世界に一歩入ってみる、そういう作業をするのが、精神分析のいとなみの中で大切なことであると藤山氏は説かれています。

これは精神分析にかぎらず、統合失調症の臨床にも該当します。「彼のいる世界はどうなっているのだろう」と、ふっと入ってみること、少なくとも入ってみようとすること、これがわれわれに求められている役割なのではないかと思います。

病の真実

最近Narrative Based Medicine（NBM）というのが話題になっています。それは行き過ぎたEvidence Based Medicine（EBM）に対するバランス感覚を働かせたひとつのムーブメントであると思います。しかし、NBMが単に患者がどう感じているかとか、患者が病気をどう理解しているかということを一応聞いておくという程度のものなら、精神科臨床にとってはもの足りません。先ほど言ったように、一応正気の世界にいるとされている私たちが、病の世界にいるとされている人たちの中にしばらく入ってみるということ、こうしたことが精神科医に求められているのだと思います。「日常の側が正しいのだからそれを学びなさい」というだけでは、患者は奴隷になり、家畜になってしまうわけです。そうではなくて、われわれが病の世界に一歩踏み込んでみること、こちらから入ってみようとすることです。

病を通してわれわれの世界が見えてくる。かつてこのことは精神科医の常識でした。病態を通して正常な生理がわかるのと同じ理屈です。しかし昨今はこうしたことが忘れられているように思います。さらにわれわれは、もう一歩踏み込んで、病の側にこそ、われわれの真実があると考えてみたいものです。そのようなことは荒唐無稽と非難する人がいるかもしれません。しかし、私が主張しているのは「考えてみる」こと、「思ってみる」ということです。どちらかが正しいというのではなく、両方の世界を往還することなのです。

幻聴という現象は、われわれの思考が、外を経由して、他者や社会から意味を受け取り、そこではじめて経験となるということを物語っています。あるいは、私たちの知覚体験の不思議さに気づかされます。すでに指摘したように、物理的に考えれば、私たちが知覚するより先に、知覚刺激の方が先に来ます。ところがいつのまにか、私がそれを見ている、聞いているのであって、聞かされているのではない、というふうに主体が立ち上がっているのです。むしろ、なぜ私たちが知覚の主体になれるのかの方が不思議なのです。ここまで踏み込んでみたとき、患者との出会いの新しい局面が開かれるのではないでしょうか。

まなざしのあり方

最後に、面接についていくつか類型を挙げておきたいと思います。一番目は、医者は見る（診る）人、患者は見られる（診られる）人という関係が固定されたものです。この場合は医学のコードが駆使され、疾患として扱われます。一方的に患者を対象化し、あえて物のように見ることによって、物理的に、また心理的に、医学の大系の中で癒すものです。これが有効な精神疾患ももちろんあります。医学の装置の中に身を委ねて、癒されるという図式です。また、大抵の身体疾患は、こうした強い構造のもので回復がはかられます。ただ、統合失調症にはなんとも相性の悪いものです。

二番目の類型というのは、本人の立場に立ってみるということです。これは精神科臨床ではそれぞれの事例に対して一度はやっておかなければならないものです。患者を他者として、主体として認めて、いったいどうなっているんだろうと想像してみるのです。存外、これくらいのことで、治療が展開することはよくありますが、忘れられがちです。Aの場合ですと、自分が一七歳の青年で、半年も学校へ行けず、家に閉じこもっていて、ご飯もひとりで食べ、時々変な体験がふっとやってくる。そうこうするうちに、母親に連れられてきた。そういう立場に置かれたらどうなるんだろう、と考えるだけでも、相当治療的な意味があります。

三番目として挙げておきたいのは、きわめて直感的なものです。これはある意味では医学の対極にあるようなものかもしれません。医学という翻訳コードを使わずに、直接感じ取るものです。

われわれが異他的なるものを理解するときに、どうふるまうでしょうか。たとえばはじめて英語を習うときなどを想定してみましょう。日本語と英語があります。二つが翻訳可能であるためには、共通のコード、つまり、言語一般とか「意味そのもの」という高次のものがあり、そこを介して理解する、われわれはどうもそのように考えがちです。ところが、実際やっていることは、英語から共通のコードに一回行って、それを日本語に翻訳するというのではなくて、直接わかるようになるはずです。日本語の「机」と英語の「table」があったとして、両者に共通の「机＝table」という概念があり、それによって翻訳可能となる、という間違った図式がしばしばまかり通っています。英語は英語としてわかるようになるのではないでしょうか。

誤解を招くようなたとえかもしれませんが、中沢新一氏が「狩猟」と「ハンティング」の違いについて論じていることが参考になるかもしれません。ハンティングというのは、計算し尽くされたものであり、計画して、動物を仕留めるというやり方です。ところが、狩猟というのは、獲物となる動物の神様を思い描き、祈りを捧げ、そしてその動物になりきって、動物と呼吸を合わせて、一体化して、仕留めます。最後の仕留めるというのは治療のメタファーとして適切ではないのですが、直感的なものを導きの糸とするような面接もまた重要です。それはこの講でたびたび触れてきた、想像力を駆使する方法でもあります。

ほかにも類型はありますが、とりあえずこの三つを挙げておきます。どれがよいというのではありません。どれが役に立つかというだけのことです。

とりあえず面接についての基本を論じてきました。Aはどのように診察を終えたのでしょうか。どういう気持ちで病院からの帰路についたのでしょうか。次の受診日には来てくれるでしょうか。たぶん、薬を処方したと思いますが、はたしてのんでくれるでしょうか。来たときよりも安心し、自分について少し状況がわかり、主体として扱われたという効果が残る、そういったものであればと思います。

第VII講

治療と文化——臨床をとりまくもの

この講では、面接場面から視野を広げて、治療をとりまいている社会や文化というものに目を転じてみたいと思います。

われわれが治療に専念しているときでも、その目の前の臨床的現実とともに、それをとりまく社会的現実というものがあります。しかしそれはつい忘れられがちになります。私たちのいとなみが、実は社会と強いかかわりをもち、社会によって規定されている、そうした現実を見失わないようにしなければなりません。この講では、臨床と社会のかかわりを、次のようなさりげないうつ病事例を例にとって、論じていきたいと思います。

症例B　四三歳　男性

大学卒業後、大手企業に就職。元来活動性が高く、第一線で仕事をしていた。二年前に管理職に昇進したが、その頃より、時々抑うつ的となる傾向がみられていた。今年に入ってから仕事が多忙を極めたが、一段落した頃から明確な抑うつ症状が出現した。気分がすぐれず、今まで前向きに取り組んでいた仕事も重荷に感じる。集中力がなく、ミスが目立ち、ちょっとしたことでも決断がつかない。週末になるといくぶん気分が晴れ、そうした折にはゴルフに出かけたり、仕事の資料を集めたりするのだが、長続きせず、再びがくんと気分が沈む。自分でもいったいどうなっているかわからず、単なる気のせいかもしれないとも思う。しかし数日前、気分が落ち込んだ際、焦燥にかられ、思い余って精神科診療所を受診した。

1 sick roleについて

医学の起源には「苦痛」がある

さてBを診察の場に導いたのは何だったのでしょうか。前講の症例A（統合失調症）の場合は、母親に連れられてきました。おそらく自分でもこのままではどうにもならないという思いがあったがゆえに、自発的ではないにせよ、受診したのだと思われます。この形にならない病理を、彼自身が受け入れやすいものとして与え返すのが、面接のひとつの主眼でした。それに対してBの場合には、事情はよりすっきりしています。おそらくは「苦痛」というものが、彼を精神科受診へといざなったのだろうと思われます。

医学の対象は苦痛です。この単純な現実を、私たちはしばしば忘れています。はなから病気は生理的あるいは器質的変化であるという、科学的疾病観にとらわれて、社会的現実が見えなくなっています。

歴史的に振り返ってみても、医学の起源には苦痛があります。プロフェッショナル（professional）という言葉を考えてみましょう。その語源には、神と契約するという意味があります。神が才能に恵まれた人に対して、「私が与えたその才能を用いて人々を助けなさい」と呼びかけます。その呼びかけに応じて契約することをprofessというのです。元来、professionalと呼ぶに値するのは三つの職業で、それぞれが最初に設立された大学の学部に対応しています。つまり法学、神学、そして医学です。神学は魂を救済する。法学は正義を守る。そして、医学は苦痛を癒す。医学の起源とはそもそもこうしたものなのです。

医者の側は忘れがちなのですが、患者の立場に立ってみれば、これは自明のことです。私の知人が、ある時、A型肝炎に罹患しました。もちろん発症した時には肝炎とはわかりません。黄疸もまだ出ていないし、検査もしていません。その時のことを彼は「ともかく何でもいいから入院させてくれ」という状態だったといいます。肝炎だから入院させてくれというのではなく、とにもかくにもいま私は具合が悪い（sick）のだから入院させてくれということです。ウイルスという実体があるということは、あとからわかりますが、その前に受療行動というものがあって、それによって医療というものが成り立っているのです。科学的現実より、苦痛というリアリティが先行しているということを銘記しておきましょう。

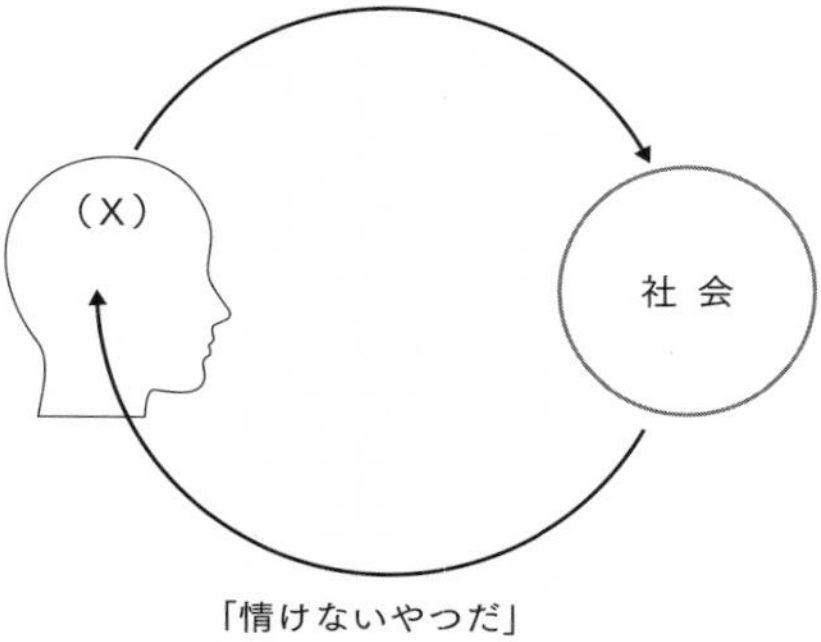

Xにはすべての考えが代入可能である

図Ⅶ－１

うつの哀しみ

ただそうはいっても、Bの苦痛は身体疾患の場合のように単純ではありません。少し精神科医らしく考えてみましょう。

Bは診察に来ると、医師の質問に応じて自分の状態について語るでしょう。ただこの場合も、前講でみたように、単純に自分の中にある苦痛という症状を、言葉に翻訳して、医師に伝達する、というナイーヴな図式にはなっていません。

次の二つのダイナミズムが考えられます。まずBが語るとします。それは外へと発せられ、そして他者から、社会から意味が返ってきます。この地点で、Bは社会から「おまえはだめなやつだ」、「情けないやつだ」というようなメタ・メッセージを受け取るのです（図Ⅶ－１）。

実際、学生などにロールプレイをさせてみると、「こんなことを言って恥ずかしい」という感想をしばしば聞きます。単純に抑うつの苦痛をすくいあげるといっても、その前に、彼らの「恥ずかしい」、「情けない」、「みっと

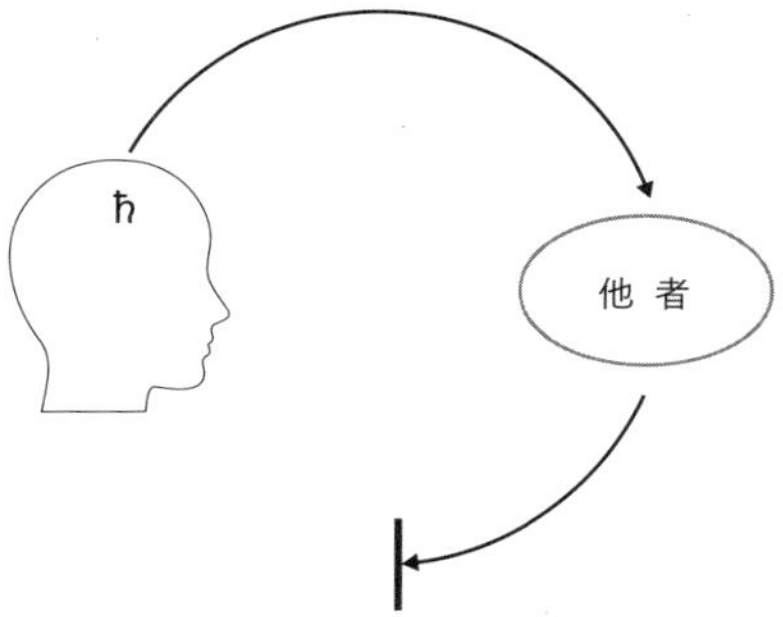

♄＝根源的メランコリー
♄には決して到達しないこと＝根源的メランコリー

図Ⅶ－２

もない」、という気持ちを汲まなければなりません し、彼らの苦痛というのは本質的にそうしたものが含まれているのかもしれません。

シュルテというドイツの精神科医が、「悲哀不能」という概念を提出しています。うつ病の患者は哀しむことができないことを彼は喝破したのです。フロイトも『悲哀とメランコリー』という論考の中で同じようなことを言っています。うつ病では真の意味で喪のプロセスが働いていないのだとされます。このように、単純な哀しみとうつ病の気分を混同すべきではないことは重要なことです。

ただその一方で、でもやはりうつ病者は哀しんでいるのではないか、という気もします。もちろんそれは単純な悲哀ではなく、悲哀を悲哀できない哀しみのようなものかもしれません。

第Ⅳ講を思い出してください。われわれの奥底には根源的なメランコリーとでもいうべき病があります。普段、それは蔽われていますが、うつ病者はまさにそれに直面しているのです。ただ、事情はそれほど単純ではありません。彼らは自分の苦しみを表出しようとします。しかし表出されたとたん、そこには表現するものと表現されたもの、苦しみの表出と苦しみそれ自体との間にずれが生じます。患者はどこまでいっても、自分の根源的な苦しみに到達することができないのです。そしてこの分割そのものが、根源的なメランコリーの様態でもあるのです（図Ⅶ-2）。

「本当はもっとつらいはず」

うつ病者の心性には、「自分の苦しみはこんなものじゃない」という思いが、いつもつきまとっているように思います。「気分がすぐれません」、「意欲が湧いてきません」、「おっくうです」、「みんなに迷惑をかけています」などといくら言っても、うつの本態には届きません。この決定的に埋め合わせのできないということ、これこそが本当の意味でのうつ病者の病理です。シュルテの悲哀不能というのを、私なりに突っ込んで考えてみるとこうなります。

最近、うつ病の病像が軽症化するにともなって、私も恥ずかしながら、初診でうつなのかどうか、よくわからないことがあります。しかも、ストレス関連障害や適応障害などと呼ばれる事例が増えてきて、余計に混乱の度を深めています。いわゆるヴィタール（vital＝生気的）なものが感じ取られれば、まず間違いないのですが、昨今そうした症例は少なくなりつつあります。そして抑うつの有無が的確に診断されないまま、メリハリのない曖昧な治療がなされている場合にしばしば出くわします。

一つだけ鑑別のポイントを挙げておきます。それはいま言った埋め合わせのできないギャップに着目するのです。面接のどこかで、「あなたはそういうふうに言うけれども、本当のところはもっとつらいんでしょう」と聞いてみるのです。そうすると、うつ病の場合、それまでとうってかわって、にわかに感情が表出されることがあります。うつなのかどうかよくわからない、飄々《ひょうひょう》としている人も、こういうふうに気持ちを汲んでみると、感極まって、一瞬落涙されることもあります。こうしたことは、希死念慮を確認するときなどに、その流れの中で拾い上げていくとよいでしょう。

さらにもう一ひねりが必要です。いかにしても根源的メランコリーを表出できないのが、うつ病者固有の哀しみです。そしてそのこと自体が、根源的メランコリーの本態でもあります。ただ、それだけにはとどまりません。その裏面があるのです。というのは、この埋め合わせのできないことが、逆にひとつの安全弁にもなっています。つまり最も深い根源的病理に直面しないように役立っているのです。ですから、彼らの哀しみに触れるのは、一瞬にとどめておくべきなのです。

うつ病者はしばしば「だめだ、だめだ」と言います。時にはうんざりさせられることもあります。「そんなことはないですよ」と返しながらも、しかし、それは全然届いていっていないだろうなと内心では思っています。しかし「だめだ」とか「申し訳ない」と言いながら、どこかで患者は救われているのだろうと考えて、希死念慮に注意しつつ、根気よく付き合おうと思い直すのです。

ともあれ、うつ病において、安易に了解することは避けるべきです。表層的な理解でわかったつもりになることは、この深い穴に陥った苦しみのさなかにある患者にとってみれば、非常に失望的な体験になるでしょう。

表Ⅶ－1　笠原の小精神療法（1978）

a．	病気であることを医師が確認すること
b．	できるだけ早く、かつできるかぎりの休息生活に入らせること
c．	予想できる治癒の時点をはっきりと述べること
d．	少なくとも治療中、自殺を絶対にしないことを誓約させること
e．	治療終了まで人生にかかわる大問題についてはその決定をすべて延期させること
f．	治療中、病状に一進一退のあることをくりかえし指摘すること
g．	服薬の重要性ならびに服薬によって生じうる自律神経の随伴症状をあらかじめ指摘しておくこと

「病気」でくくる

ここで有効に働くのが、「病気」という言葉です。統合失調症者が「病気」という言葉によって自らの超絶的な体験や苦闘を否定されたと感じるのに対し、うつ病者は、このわけのわからないものを、わからないものとしてすくいあげられたと感じる傾向があります。病気であるとされて、とりあえずは安心することが多いのではないでしょうか。それゆえ医学モデルにはまりやすいのであり、治療に際してひとつの利点をなしています。

うつ病臨床では、笠原嘉氏の有名な小精神療法の原則があります（表Ⅶ－1）。その第一項目が、「病気であることを確認する」ということです。このことで大切なのは、明確なステートメントを与えることです。私は権威的にふるまうのを好みませんが、この局面では自分の趣向にこだわってはいけないと言い聞かせるようにしています。そのためには「病気」と宣告することの意義をよく理解しておくことです。

患者にはどうしても埋め合わせられないものがあります。いかにしてもこちらからの了解が及ばないところがあります。土居健郎先生が言われたように、「絶対わかりっこない」という心性です。このことは私自身、多くのうつ病者とのやりとりの中で確認しましたし、確認すると、患者の方は「自分の気持ちは人には容易にはわからないほど大変だということを、この医者はちょっとはわかったんだな」というふうに思ってくれるようです。それを最近では少しアレンジして、「本当はもっとつらいのではないか」としています。

「病気」と宣告することによって、この了解を超えたものがそこにくくられます。これが医学モデルの効用です。この言いようのないもの、人には絶対わかりっこないものを、病気とすることによって、患者は逆説的に受け入れられたと感じるのです。普通の心理的な了解や同情や気休めでは絶対どうにもならないものだということを、この「病気」というタームできっちりとくくるのです。かつての「分裂病」の場合、病気であるとされるのは、社会的な生、あるいは精神の生に対する死刑宣告に近いものがあります。そしてまさに宣告は彼らに張り付いてしまうのです。「分裂病」から名前が変わっても、こうした事情が簡単に緩和されるわけではありません。二つの疾患は、病名告知をめぐって、まったく対照的な様態をとります。

もちろん「病気」でくくったからといって、了解する努力を放棄してはいけないということは、今さら付け加えるまでもないことです。実際の臨床では、症状をできるかぎり具体的に聞いていく作業を怠ってはいけません。そうした中ではじめて、彼らの苦痛の所在が見えてくるのです。

sick role について

「病気である」という宣告を受けたとたん、人は病人に、つまりは患者になります。裏返せば、単に生理的な異常があるだけでは、その人はまだ患者ではありません。宣告というほど大げさなものでなくても、医者に病気であると認定されてはじめて、人は患者になるのです。軽い感冒程度でも、診察を受ければ患者になり、診断書があれば仕事を休めます。逆に、たとえ悪性新生物があっても、本人が診察を受けるまでは、患者ではありません。つまり、患者であるということは、社会的な規定なのです。しかし、このことはしばしば忘れられています。

患者であることは社会的現実にほかならないことを明確に示したものに、〝sick role〟という概念があります。タルコット・パーソンズというアメリカの社会学者が一九五一年に提出したもので、「病人としての役割」という意味です。患者が「役割」であると聞くと、違和感をおぼえる人もいるかもしれません。しかしすでに述べてきたように、病気が科学的な実体として存在することよりも、苦痛をもった人が助けを求め、受療行動をするということが先行しており、それなしでは医療というのは成り立ちません。患者になるということは、単に病気が存在するということではなく、ひとつの社会行動なのです。医学的文脈より社会的文脈が、科学的現実より社会的現実の方が先行していることをあらためて認識しておきましょう。

sick role という概念は、患者として期待されるいくつかの役割から成り立っています。表Ⅶ-2には四つの役割が書かれていますが、大まかにいうなら、「特権（privilege）」と「義務（obligation）」に大別されます。

表Ⅶ－２　パーソンズの sick role 概念（1951）

特権
　１．通常の社会活動の免除
　２．責任がない存在とされること
義務
　１．病気を望ましくないものとみなすこと
　２．病気を治すために有効な治療を求め、受けること

特権とは、普通の社会的活動から免除されることにあたります。具体的にいえば、仕事を休んでもいい、診断書を書いてもらえば休める、学業を中断してもやむをえないということです。つまり、病気だから仕方がないということ、社会的に責任があるものとはみなされないということです。

義務とは、病気を望ましくないものとしてきちんと認識するということです。つまり、この病気は治さなければいけないものだと、患者が思うことです。そして、そのために必要な医師や機関を求め、きちんとした治療を受けること、そして治療者と協働すること、これが義務にあたります。

患者になるということは、こういう社会的な行為なのです。科学的思考に偏重すると、しばしばこうした視点を忘れてしまいがちです。

2　臨床の外側の現実

医学の内部にいるわれわれからは見えにくいのですが、医学にはそれをとりまいている社会的な現実があります。しかもそれは強力に臨床を

表Ⅶ－３　DSMが前提とする面接構造

1．構造化面接を受け入れてくれること
2．言葉をそのまま受けとってよいこと
3．気心の知れない者同士であること
4．医学の側が知を寡占すること
5．面接者の主体を消すこと
6．こうした構造に気づかぬこと

規定しています。ここではＤＳＭと笠原の小精神療法について検討してみましょう。ＤＳＭを例とするのはいささかアイロニーが込められているかもしれません。というのも、ＤＳＭというのは、社会的な現実というものを括弧にくくろうとする体系だからです

ＤＳＭの面接構造

まず、ＤＳＭとはどのような面接構造を前提にして成り立っているのかをみておきましょう。表Ⅶ－３にいくつかの項目を示しました。まず第一に挙げられるのは、患者が構造化面接を受け入れてくれることです。そうでなければこの診断システムは活用できません。「私は質問する人、あなたは答える人」といった、お行儀のよい関係がすでに成り立っているところで行われる畳水練のようなものです。ある意味で、精神科で最も困難であり醍醐味でもある、「関係をつくる」という作業が省かれているのです。ＤＳＭを擁護する人の中には、関係を造るためのプロセスは踏んでいると主張する人もいるかもしれませんが、もしそうなら、それは「診断のための関係」という倒錯的なものです。

二番目は、患者の言葉はそのまま患者の症状を表しているということ。これは第Ⅵ講で、すでに日常心理学的なモデルとして解体した図式です。

その結果、患者の言表に信憑性がおけない病態は排除されています。それはヒステリーがＤＳＭ-Ⅳから除外されたことに表れています。たしかに虚偽性障害のようなカテゴリーは含まれていますが、ヒステリーはそれよりはるかに広範囲に、生真面目な体系をその内部から攪乱する病態です。それから「主体の障害」もうまく取り入れられません。なぜなら語る主体そのものが壊乱しているからです。それゆえ統合失調症の診断が貧困なものになっています。また、この第二項目の裏には、語ることの困難な症状、そして記載することが困難な症状が排除されるということが含まれています。

三番目は、診る側と診られる側は気心の知れない者同士であるということ。できるだけそっけない、中立的な関係が前提とされています。これはアメリカという多民族国家の中で生まれたことも関係しているでしょう。人種や、宗教、文化的背景、場合によっては言語も違う、そうした者同士が面接を行う。私も外国人を診察することがありますが、残念ながら私の語学能力では、大変平たい、薄っぺらな理解になります。

四番目は、医療の側が知を寡占してしまうこと。医者の側に圧倒的に正しい体系があり、患者の側には何もない。患者はそこに向かって語るだけである。そして、ほとんど自動的に診断を下されます。真理の場は患者の中にあるはずなのですが、少なくともＤＳＭの内部においては、患者から学び、体系を変更する回路はありません。あとから問題になりますが、知の独占と相反するようですが、そうしておきながら知を大衆化することも同時に行われています。これは経済と関連してくる問題です。

五番目は、面接者の主体を消すことであります。面接者の存在、そして関係性というものは何も書かれていないし、また読み取ることもできません。

最後に、こうした前提に気づかぬこと、こうしたすべてを括弧に入れてしまうということ、おそらく最も深刻な問題はここにあります。私はなにもＤＳＭそれ自体を否定するつもりはありません。ただ、それが成り立っている、それが拠って立っている土壌、社会的な背景というのをまったく無視して、それ自体が真理であるかのごとく取り扱うこと、このことに対しては警鐘を鳴らさねばならないと思います。

なにゆえにＤＳＭはかくも隆盛しているのか

もう少し深読みして、ＤＳＭがなぜかくも抗いがたく、ほかならぬこの日本で蔓延しているのか、その背景をみてみましょう（表Ⅶ-4）。一番目、ＤＳＭによって潤うのは誰でしょうか。まず考えつくのは、製薬資本と保険会社です。一昔前、精神医療は社会の蚊帳の外に置かれていました。経済的にもほとんど見向きもされませんでした。ところが昨今は、精神科が儲かると考えている人たち、それも小規模なものではなく、有望な経済市場であると考えている人たちがいるようです。医療経済の中に組み込んでいこうという動きを肌で感じます。たとえば「うつ病は心の風邪です」というキャッチフレーズがあります。風邪などにたとえるのはとんでもない誤解であることは、先ほどみたところです。たしかに患者が受療しやすくなる利点はあります。しかし、右手に診断マニュアルと左手に治療アルゴリズム、そしてＳＳＲＩの使い方を教え込んで、一般医でも抵抗なく

表Ⅶ－４　DSM 隆盛の背景

1．精神障害を経済に組み込む
2．患者としっかり向き合えない
3．学問をつまらないものにしたい
4．研究して偉くなりたい
5．訴訟にそなえる
6．臨床が忙しい
7．こうした背景を忘れること

診られるようなセッティングを作り、患者を開拓し回収していこうとする、そんな資本の意図を感じるのは私だけでしょうか。さらにそのうちに、保険は規格化された診断と治療だけしかカヴァーしないような、そんな時代になるかもしれません。

二番目に、患者としっかり向き合えない人のためには、大変都合のよいシステムです。これにはもはや付け足すこともないでしょう。

三番目、学問をつまらないものにしたい。私に言える資格はありませんが、学者というものは多かれ少なかれ、ルサンチマンをバネにして学問をやっているようなところがあります。たとえば、金持ちになりたいのになれない、異性にもてたいのにもてない、偉くなりたいのになれない、などです。こうしたルサンチマンが強くなると、「学問をつまらないものにしてやろう」という意志が働きます。ニーチェが慨嘆したように、学問の世界にかぎらず、そういう勢力の方がマジョリティを占めるものです。DSMがルサンチマンの産物であるというわけではありません。ただDSMのようなものをことさら称揚し、流通させようとしている人たちの中には、精神医学をつまらなくしようとする意志を感じます。

四番目、研究して偉くなりたい。DSMはそもそも研究用ですから、それはかまわないでしょう。

五番目、訴訟対策。これはちょっとした御利益です。DSMで診断し、アルゴリズムに基づいて治療をしたから訴えられない。アメリカでは大切なことかもしれませんし、日本も追々こんなことになるかもしれません。御利益とは言いましたが、これが主役になっては臨床は枯渇します。

六番目、診療が忙しい。これはなんとかしなければなりません。実際、DSMやEBMを熱心に推進している人たちの中には、あまりにも忙しい臨床と格闘した末に、精神療法や精神病理から転向したという真面目な方がいます。少なくとも、研修医の間くらいは、できればそれ以降も、余裕のある臨床環境で研鑽を積むようにしたいものです。

最後に同じように、こうした背景というのは忘れられる傾向にあります。繰り返しになりますが、社会的な現実が医療というものを可能にしているのですが、こうした外側の現実というものは、ともすれば隠蔽されてしまいがちなのです。

うつ病の小精神療法の背景

うつ病に話を戻します。先ほども触れた、笠原嘉氏の小精神療法（表Ⅶ-1）について、その背景を考えてみましょう。

この原則は、おそらく産業医学の現場で考えられたことだと思います。掲げられた一連の項目からは、傷ついた真面目な企業人を回復させて、きちんとまた働けるようにする、そういう治療イメージが浮かんできます。七〇年代のうつ病の代表的なパターンを思い浮かべると、メランコリー親

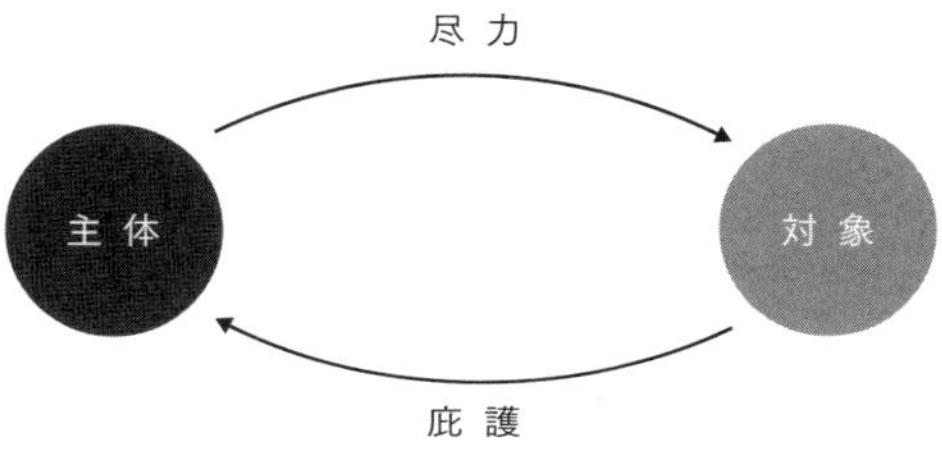

図Ⅶ－3　うつ病者の精神力動

和型性格（Typus melancholicus）や執着気質を基盤にした真面目な人が、一生懸命仕事をしているうちに、昇進による責任の増大や体力の衰えなどを背景として、それまで行ってきた役割が遂行できなくなり、最終的に発症する――ちょっと単純化しすぎですが、そういった類型が多かったように思います。そういう病者をきちんと癒して職場復帰させるということが、この治療原則の策定の背景にあります。付け加えるならば、うつ病の回復可能性と患者のモラルに対する信頼、さらにこのタイプのうつ病の精神療法抵抗性などが、小精神療法の内容を規定しています。

もう少し突っ込んで考えてみましょう。当時のうつ病者の精神力動は、比較的単純なモデルで表すことができます（図Ⅶ－3）。患者とその帰属集団、つまり会社があります。これも対象関係のひとつです。一方には、患者の側の、一生懸命がんばって対象に尽くすという Typus melancholicus（メランコリー親和型）的な尽力がある。他方、その見返りに――ただし患者は「見返り」があるなどとは夢にも思わないのですが、少なくとも結果的には対象から庇護を受け、さらには評価を受ける。こういう「尽力」と「庇護」のループが、当時はうまく回っていました。今の日本の社会でこれが回っているかどうかは、かなり疑問です。

患者は対象との一体化を求めます。ただ、一体化したいのだけど、一体化してはなりません。というのは、実現したとたんに対象喪失に陥るからです。あくまで先にある目標として、それに向けてがんばり、そして守られ評価を受ける。実はこのことは治療の構造の中にも持ち込まれます。一方には模範的な患者がおり、他方にそれを守ってくれる治療者という権威がある。この一定の距離のとれた治療の構造の中で、よい患者となって、医師の指示を守り、そして癒されていくというパターンです。つねにそのようにうまくいくわけではありませんが、小精神療法はこうした構造の中で生かされ、そして構造のもつ治癒力を引き出そうとするものです。

別の側面から見ると、この原則は、うつ病親和者の役割同一性への志向を上手に利用したものです。つまり病気と宣告することによって、sick role にしっかりとはまってもらい、そこから回復がはかられます。それだけではなく、役割によって対象との一定の距離が再現されやすくなります。気分障害の人にとって、対象との適切な距離ができているということは重要です。たとえば、双極性に乏しい患者でも、入院したとたんに、それまでの節度ある態度が崩れてしまうことがあります。Bのような、社会的常識をしっかりわきまえている人にも起こりえます。患者としての役割はどこかに行ってしまい、お節介を焼いたり、スタッフを攻撃したり、異性にだらしがなくなったり、あたかも躁転したかのようにふるまいます。対象との距離のとれた構造を、入院という状況に移すことに失敗したためです。入院治療という枠によって構造化をはかるべきところを、逆に入院したことによって、ふわっと真空状態になって、節度ある距離が保てなくなってしまったのです。

笠原の原則は日本のうつ病臨床に浸透し、昨今では患者の中にも知っている人がいます。ただ、それが今の二一世紀の日本の現実に合うかどうかというと、必ずしもそうとはいえなくなりつつあり、われわれなりに新しい枠組みを造っていく必要があるように思われます。

休息という原則

笠原の原則では、第二項目に休息が挙げられています。これは精神科にかぎらず、ほとんどすべての疾患の治療思想の根底にあるものです。しかし、この休息というのが精神疾患では容易ならぬ課題であることは、脳について考えた時に触れました。

「病気だから休む」、これは sick role の特権でもあり、義務でもあります。うつ病者の場合は、幸い「病気」まではうまくいきます。しかし「だから休む」にはなかなかいたりません。「だめなやつ」「情けないやつ」という社会からのメッセージが彼を駆り立てます。あるいは「対象」を失うかもしれないという不安に苛まれます。治療空間に、「社会」が浸透してくるのです。ここで重要になるのが権威です。一般社会から治療の場へと、患者を移管するためには必要とされるものです。端的に言って、私は権威が嫌いです。そして権威的にふるまうのは苦手です。しかし、職業人としての義務と言い聞かせつつ、そうふるまおうとします。それでもうまくいっているのかどうか、心もとないのが現状です。しかし「病気」の宣告とともに、休息の指示には、強いステートメントが必要です。最近、休息の指示が徹底せず、経過を損ねる事例をしばしばみるにつけ、明確な指示の必要性を痛感します。

権威はまた、うつ病者が治療空間に入ったあとにも効いてきます。先ほどから問題になっている治療的距離です。庇護的であることも大切ですが、患者が節度を見失わないように気をつけなければなりません。いったん崩れると、この人格の矜持を取り戻すのは、かなり大変な作業になります。うつ病者にとって、休息の意義はもちろん生理的なものが最も大きいはずです。ただ、それに劣らず心理的な休息も重要です。そのためには、社会的義務が免責されなければなりませんし、そのことを患者が受け入れなければなりません。同時に、そうした庇護された構造が確保されたなら、医療との節度ある関係を確立することが求められます。前者が特権であり、後者が責務です。うつ病ほど sick role の重要性がきわだつ疾患もないかもしれません。

治療思想としての休息

少し横道にそれるかもしれませんが、休息という治療思想の背景にはどのようなものがあるのか、抗精神病薬の開発思想を例にとってみておきましょう。

図Ⅶ-4は、ラボリの「侵襲後振動反応」のシェーマです。ラボリはフランスの海軍外科医で、人工冬眠療法の開発やショックの研究に携わった人ですが、クロールプロマジンの薬理作用の発見にも貢献しました。彼の侵襲後振動反応は、クロード・ベルナールの「内部環境の独立性」に始まり、キャノンの「ホメオスタシス」、セリエの「全身適応症候群」へと引き継がれる侵襲学の系譜の中で生まれてきたものです。

図Ⅶ-4は侵襲が起こったときの生体の反応を示しています。上側が交感神経優位の反応、下側

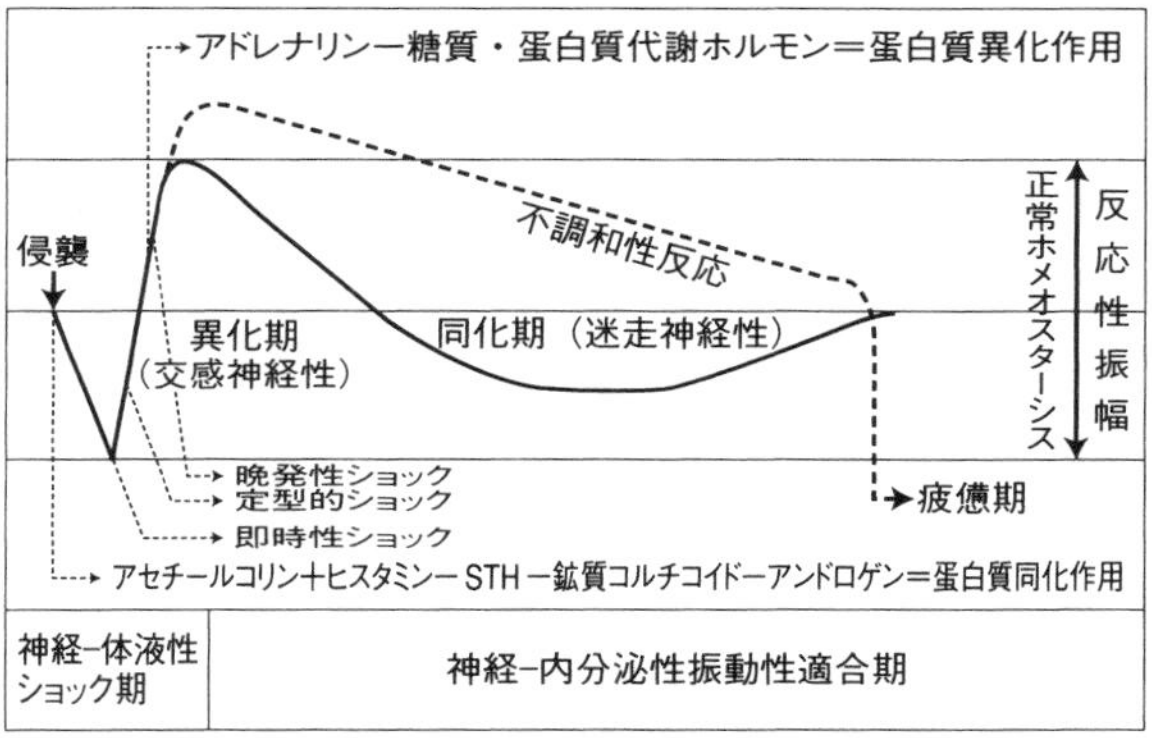

図Ⅶ－4　ラボリの「侵襲後振動反応」

（八木剛平、田辺英『精神病治療の開発思想史――ネオヒポクラティズムの系譜』星和書店、1999年）

が副交感神経優位の反応です。侵襲が起きたとき、生体はどちらかというと副交感優位の方向を志向します。これをセリエは、シントキシックな応答、順応的な応答だとしています。つまり侵襲に対して過度の防衛をせず、むしろそれに屈服してしまって、それと共存してしまおうとするメカニズムが働くのです。ところがその後、カタトキシックな応答、つまり侵襲に対抗してその作用を抑制しようとして、戦うメカニズムが起こる。この両極性の動きが振動です。そして、最終的には生理的状態が回復されます。

ところが、侵襲があまりにも激しいと、点線で示したような不調和反応が生じ、ベースラインに戻らず、疲弊状態に入る。あるいは、ショックを起こします。その際重要なことは、無抵抗のまま即時性のショックになる場合のほかに、カタトキシックな方向へ向かう動きの中でなる場合があるということです。つまり、抵抗するがゆえにショックに陥るのです。

ラボリは外科手術の際に起きるショックを、生体の防御反応がむしろ過剰になった状態ととらえなおし、防御反応を制御するという発想から、人工冬眠法を開発しました。その際、身体の冷却に加えて、抗ヒスタミン薬の中枢神経作用を積極的に使用したのです。ここには、大きな侵襲があったときには、あえてそれに抗わず、余計な反応を起こさず、嵐が過ぎ去るまで身を屈めよ、というような知恵が見出されます。これがクロールプロマジンの発見に大きくあずかったことは、おそらく間違いのないところですが、精神薬理の正史からはなぜか抹消されています。

ラボリは次のようなことを言っています。「侵襲に対して健常であろうとする主体こそ病気なのである」、あるいは「環境に対して自己の自律性を保有しようとする主体こそ病気なのである」と。これはあくまで生理的、身体的なレベルでの話です。しかし精神についても有効なメタファーとして機能します。通常のストレスであれば、普段の状態を保とうと努力すること、一生懸命がんばることに、問題はありません。しかし限度を超えた侵襲に対して、あくまでいつもの自分でいよう、精神の自律性を保とうとすると、かえって危険を招き入れることになります。こうした発想は、統合失調症をめぐる中井久夫氏の「寛解過程論」や、八木剛平氏のネオヒポクラティズムに取り入れられています。ラボリのショック理論は、生理学や外科領域では今やほとんど見向きもされていませんが、日本の精神医学の中にその命脈を保っているのです。

おそらくうつ病においても、こうした発想は成り立つはずです。というよりも、この疾患が基本的には予後良好であるとされていること、つまりは自然治癒力への信頼があるなら、統合失調症以上に妥当するはずです。

しかし臨床家がこうした休息の治療的意義を認識しているとはかぎりません。たとえば、抗うつ薬はどのような戦略のもとに出されているでしょうか。何も考えず処方している人もいるかもしれませんが、かなり多くの人が、気分を上げる薬、元気を出させる薬だと暗黙のうちに考えています。そうなると、休息という方針と薬物療法の目指すところが齟齬《そご》をきたすのではないかという素朴な疑問が起こります。医者が頭の中で考えているイメージが、薬物の効果にさしたる影響を与えるわけはないと言う人もいるかもしれません。しかし「状態を上げる」という漠然とした発想が、経過を損ねている事例は後を絶ちません。私は、うつ病に対して比較的アグレッシヴに薬物療法を行う方ですが、初期の目標は、まず少し楽になってもらうことと決めています。

Bの治療も、どうやって休息を導入するかが、経過を規定する重要な課題となります。彼は思い余って医療に助けを求めに来ました。それゆえうまく治療に乗ってくれるかもしれません。しかしすでにみたように、うつ病者を休ませるのはそれほど容易なことではありません。強いステートメントが必要であることはすでに指摘しました。それに加えて、休息の背景にある治療思想を、治療者なりにしっかりと認識しておく必要があります。単に「休みなさい」というのでは、患者は安心できません。病気に屈服すること、これは容易なことではありません。心理的にも、生理的にも、今までかろうじて保ってきたものが、一挙に崩壊するような不安があります。それをきちんと受けとめるだけの空間を、医療は提供しなければなりません。そしてひとたび休息に入ったなら、屈服してくれた患者の尊厳が失われないよう心がけることを忘れないようにしたいものです。

回復期の課題

さて、Bがとにもかくにも病気を受け入れ、休息する態勢に入ってくれたとします。大変ラフな見取り図を描くと、病初期にひとつの山があるとするなら、次の山は回復期にきます。それゆえ、まだ笠原の原則の第二項までしか吟味していませんが、話をそちらに移したいと思います。

回復期に山があるというのは、あらゆる精神疾患に共通したことだと思います。統合失調症などは、ここに治療の難しさのかなりの部分が集中しているようにも思われます。たとえば、彼らがよくなりかけると、まるでメビウスの輪の上を走っているかのごとく、いつのまにか増悪しているというような、なんとも皮肉なパターンがしばしば起こります。よくなってきて現実をヴィヴィッドに感じたり、体験が生き生きと感じられてくると、それが生々しさに転じ、感覚が乱舞するような、かつての急性期の状態に逆戻りしてしまいます。あるいは、自己が回復し、自分というものがしっかりとしはじめてきた矢先に、人のまなざしとか、話し声が気になってくる。自分というものが芽生え、しっかりしなければと思うほど、関係妄想的な感じ方が戻ってくる。ああ、また再燃したのかと患者が落胆する。それだけでなく治療者も落胆する。そのようなアイロニックな落とし穴があります。

うつ病もまた回復期に不安定になるということは、よく知られていることです。図Ⅶ-5はクレーネスが示した経過図です。これは一九五七年に作成されたものですが、この年はクーンがイミプラミンの薬理作用を発見した年です。つまりこの図は抗うつ薬以前のものであり、ほぼ自然経過を表したものと考えられます。ここに示されているように、極期というか、抑うつが底をついた状態

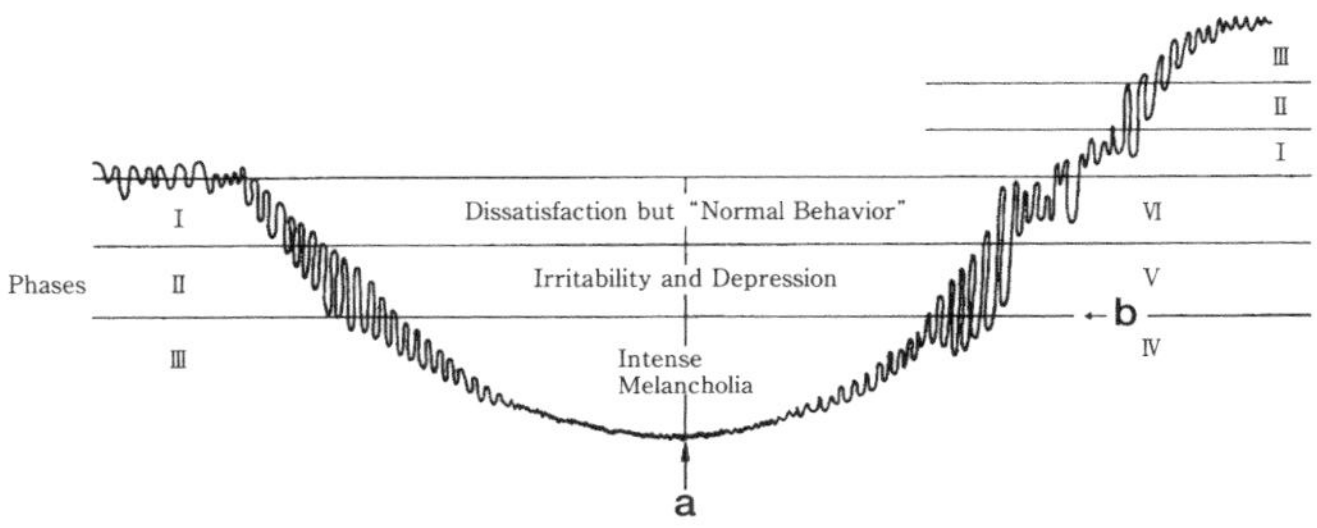

図Ⅶ－5　うつ病の経過図（クレーネス）

（Kraines, S. H. *Mental Depression and Their Treatment*. The Macmillan Company, 1957）

（a）では、変動は少ないのですが、回復期（b）になると、如実に揺れが出てきます。これは終末期動揺とも呼ばれる現象です。

笠原の原則の「f．治療中、病状に一進一退のあることをくりかえし指摘すること」はこの時点でしっかりと再確認する必要があります。この時期には、気分の急速な変動や、悪夢の頻発や不安の増大など、生理的な不安定性がみられます。とくにBのように、多少とも双極性の病理がみられる事例では、気分変動に一層注意する必要があります。躁転はもちろんのこと、抑うつも要注意です。患者はよくなりかけたのに、何で急に悪くなったのだろうかと不安になり、場合によっては自分を追い詰めたり、自己破壊的な行動に走ることさえあります。自殺が回復期に多いことを再確認しておきましょう。

回復期は、生理的だけでなく心理的にも動揺の強い時期です。ちょうど「悲哀不能」から感情が目覚めはじめる時にあたり、ちょっとしたことで喜怒哀楽の反応を示します。あるいは人から言われたことを批判されたり見捨てられたと感じやすく、あたかも心因性であるかのような病態を示します。

回復期の「臨界性」

うつ病の回復期にみられる不安定性を記述するにあたって、もう少し洗練された概念を用いるなら、「臨界性」という術語が当てはまるように思います。「臨界」といえば、中井久夫氏の「臨界期」が有名です。これは統合失調症の発病と回復期の双方に、生理的な断層を示す地点として位置づけられ、身体的な徴候や悪夢の頻発などのような例外的事象を特徴としています。

私がうつ病の回復期について「臨界」という言葉を用いるのは、中井とはまた違った意味においてです。ここでいう臨界性とは、臨床事象がどのような意味をもつのか、それが一義的に決定されないということです。さまざまな治療的パラメータによって、結果が大きく変動するので、予測がつきにくい状態です。臨界的＝criticalという言葉が示すように、分水嶺のようなきわどい地点です。物理や化学の例をとるなら、物質が安定した状態になく、励起した状態に相当すると考えるとわかりやすいかもしれません。患者の側に立ってみると、この時期は、まだ日常性の回復は覚束ないため、自分の状態を評価する尺度がありません。それゆえ、はたして良いのか悪いのか判断がつかず、いわば無重力状態に置かれます。エア・ポケットに入ったときのように、自分の位置づけがわからないなくなるのです。

たとえば抑うつ的になったとしても、それが一時的な落ち込みなのか、再燃につながるのか、あるいは躁転するのか、さまざまな可能性があります。また、基底気分の変動によるのか、反応性に起こったのかの鑑別も困難です。時には怒りの感情が出ることがありますが、それが一時的なものか、抑うつに転じるのか、自律へのきっかけになるのか、あるいは決定的な断念になるのか、予断を許しません。当然のことながら、この時期には精神療法的な対応がより重要になってきます。

喪失への直面

回復期の課題としてしばしば出現するのは、「喪失」という問題です。それはさまざまな形をとって現れます。まずこの時期には、うつ病に罹患してしまったことの現実的な損失がしばしば自覚にのぼります。健康を失ったこと、挫折したことなどです。しばしばそれは否認され、「迷惑をかけた」、「申し訳ない」といった罪悪感の形で表出され、さらには「取り返さねば」といった心性につながり、あせり、気負い、さらには躁的な病理へといたる場合もあります。

喪失の否認はまた、幻想的な自己愛的対象関係という形をとる場合もあります。患者は「申し訳ない」と言いつつも、どこかで「自分は受け入れてもらえるに違いない」と考えているふしがあります。というより、あまりにも当然で、考えるまでもないこと、空気のごとくあたりまえのものになっているようです。たとえば職場に復帰する際に、あまりにもぬけぬけとしており、少しは迷惑をかけたと感じてもよかろうと、関係者が感じることも稀ではありません。あるいは、病み上がりでありながら、自分の管理より、あたかも役員や社長のように会社のことを心配するような言動がみられて、驚かされることもあります。患者は社会的機能をしていないにもかかわらず、対象からの庇護、あるいは対象との一体化が、あたりまえに存在すると感じているわけです。こうした甘い見通しは、あてがはずれたときに喪失の現実に直面させ、再燃の契機へとつながるものです。

最も深い喪失の病理は、根源的メランコリーです。これは回復期にしばしば顔をのぞかせます。

これは罹患したことの現実的な意味に対して、疾病の開示する人間的真理のようなものです。第Ⅳ講でみたように、人間は言葉を獲得することによって根本的に大切なものを失います。こうしたことに示されるように、根源的メランコリーは、人間であるための宿命のようなものです。そして社会的に機能するためには、そのことは忘れていなければなりません。

幻想的な対象との距離をとりつつ、対象を目指すというあり方の中でバランスをとってきたBは、この構図が保てなくなる中で発病しました。それゆえ対象喪失は生起しているのです。というより、「そもそも対象は失われていたのだ」という根源的事実に容易に直面しかねない状況にあるのです。sick roleを基本とした治療構造は、新たな枠組みを提供して、そのことから彼を守るものでした。また、臨床的抑うつ自体に、根源的メランコリーを回避する防衛的機能があることはすでに指摘しました。ところが回復期は、治療の場から日常世界へ移行するとともに、抑うつの防衛が解除されはじめる時期に相当します。それゆえ逆説的にも、最も深い病理を垣間見る、場合によっては噴出する危険のある地帯なのです。こうした病理に繰り返し直面した事例を第Ⅳ講でみました。ここでは繰り返しませんが、それは病理であると同時に、人間的な真理であり、それゆえにこそ患者はなかなかそこから抜け出すことができないでいるのです。

3 sick roleのゆくえ

症例Bは、もはや古典的な症例といってよいかもしれません。笠原の原則が提出された頃のうつ病臨床を振り返ってみると、ある種の楽観論と、折り目正しさで彩られていたように思われます。しかし、現在のうつ病は、当時よりはるかに軽症化しているにもかかわらず、その治療はそれほど単純でもなければ、楽観を許されないものに変貌しつつあるように思われます。ここでは症例を示しながら、sick role のあり方の変遷をたどってみましょう。

症例　三一歳　女性

高校卒業後、上京して、社員寮に住みながら小さな商社に勤めた。二二歳で同僚と結婚して、二児をもうける。三〇歳、抑制の強い抑うつ状態になり、家事や育児ができなくなり、入院にいたった。経過は比較的順調だったが、回復期にさしかかり、外泊が導入される頃から感情的に不安定となった。面接では、かつて不貞を働いた母への強い嫌悪が表出され、また、高校の同級生の男性に、頻繁にメールや電話でコンタクトをとり、外出してお茶を飲んだりするようになった。しかし回を重ねるうちに、男性の方が患者に自重を求め、関係は途絶えた。その後、焦燥感が出現し、スタッフに攻撃的となり、さらにリストカットを二度行った。しかしある時期からふんぎりがついたように落ち着きを取り戻し、入院から六カ月後に退院した。現在は寛解にいたっている。

この事例も回復期に大きな動揺を示しました。この人の問題は、中年期の手前にあります。かつて中年期発症のうつ病にはある種の類型がありました。たとえば女性の場合には、いったん主婦として役割同一性を確立し、家庭や家族に尽力しつつ、その空間を自己の延長としてその中に住まうことになります。それが子離れや転居などによって、対象喪失から即、自己喪失にみまわれるという形の発症がしばしば認められました。

この人の場合は、主婦としての役割自己が必ずしもしっかりと確立しているわけではありません。回復期にみられたエピソードは、母として、あるいは妻としての同一性が揺らいでいることを示しています。さらには、母がかつて不貞を働いていたことに対する非難がみられます。彼女は幼少期にそうした現場に居合わせたという、外傷的な記憶をもっていたようです。ただ、それは単に母を非難しているだけでなく、母として自己確立していない自分への非難でもあります。さらには、母という根源的な対象が、実は汚れているという、痛ましいメタサイコロジカルな認識へと、つまりは根源的メランコリーへと通じていくものです。

彼女のアバンチュールは男性の側の現実的な対応で頓挫しました。その後病像は一層不安定になります。最終的にはなんとか無事に収束しましたが、この時期はきわめてクリティカルなものでした。スタッフへの攻撃や自傷行為は、治療構造の中での役割の放棄から demoralization（モラルの低下）、さらには人格レベルの低下へとなだれ込んでいく危険がはらまれていました。しかし彼女はある地点でふんぎりをつけ、家庭へ戻っていったのです。

実は、彼女のリストカットは、×字型に行われました。一種の自己懲罰です。破壊的である一方、自らを責任ある存在として引き受ける、そうした意味が込められているように思います。事実、その頃から、母への非難は影をひそめるようになりました。×字の刻印は、役割の引き受けであり、また根源的な対象が失われたことを封印する喪の作業を表しているように思われます。

もちろん、こうしたエピソードを躁的な気分変動ないし混合状態とみなすことも可能ですし、それどころか臨床家として大切な見識です。実際、この時期から気分安定薬が処方されています。ただ、それだけにとどまるなら、臨床は貧困なものになります。リストカットを単なる自傷行為としてしかとらえず、薬の処方や管理的処置だけに終わったなら、彼女にはモラルの低下したみじめな自己しか残されなかったかもしれないのです。

この事例では、role（役割）をめぐる葛藤が、回復期に噴出しました。しかしこの臨界的な時期は、適切な薬物療法と精神療法、および本人の意志によって、母として、妻としての役割が引き受けられ、治癒へと向かう転機となりました。いささか欲張りですが、さらには人格の成熟を促す契機になったかもしれません。

症例　三八歳　女性

短大を卒業した後、数年の役所勤めをしてから結婚して、二人の子どもをもうけた。元来、真面目で几帳面、多少気に病む傾向があった。数年前から気分の波があり、通院を始めた。三八歳になって、本格的なうつ状態となり、本人から希望して入院したところ、翌日から混合状態様の病像を呈した。即座に抗うつ薬は中断され、気分安定薬が処方された。しかしスタッフへの執拗な要求や攻撃が繰り返され、夫への不満がぶちまけられた。そのうち病棟の男性患者と親密になり、入院中であるにもかかわらず、夫を家から追い出すにいたった。その後も同じような状態が三ヵ月近く続いたため、管理

――不能と判断され、退院となった。

先ほどの事例とは対照的に、この事例は母、そして妻という役割の引き受けに失敗しました。むしろ、本人からの入院希望は、疾病の治療を求めたというよりも、家庭での役割遂行の放棄というニュアンスが感じられます。入院後、男性との付き合いに節度が求められたとき、彼女は「はじめて男性に愛され、自分のすべてを受け入れてくれたような気がします。私は妻であり、母であるけれども、女であることは捨てられません」と大見得を切りました。強い要求や攻撃性の病理が噴出し、遷延したまま、退院後一〇年近くたった現在でも寛解にいたっていません。

二つの症例を分けたのは役割同一性の問題です。それは心理的には母と妻としての役割の引き受けですが、同時に、治療における sick role にかかわるものでもありました。最初の例では、sick role がなんとか最後まで維持されていたのに対し、後の例では、まるで入院がすべての責務から免責された治外法権の場であるかのようになり、治療に専念するという義務がまったく顧みられなくなっています。私はあまり「患者の義務」などという堅苦しいことにはこだわらない方だと思うのですが、それでも、うつ病臨床を根底から支えている sick role がここまで破壊されては、もはや治療にはならないのではないかと、つい慨嘆してしまいます。

――症例　三〇歳　男性

大学卒業後、建築会社に技術者として就職した。二九歳時、破綻しかかったプロジェクトに応援部隊として派遣され、徹夜が日常茶飯事というような勤務が続いた。三ヵ月後、激しい腹痛と吃逆がとまらない状態となり、内科に入院した。異常所見がなく、腹痛が治まるのを待って、退院した。その後、実家で二ヵ月間療養したあと、別の部署に復帰した。元来真面目な勤務態度であったのが、以後しばしば腹痛を理由に休むようになり、それに対して周囲は、腫れ物に触るような対応で、黙認していた。

彼の派遣されたプロジェクトは結局破綻して、解散したが、ある日当時のメンバーが寄り合って、慰労会が開かれた。その会に参加したあと、彼はレポートを作成し、経営陣に向けて発信したが、レスポンスはなかった。その後も同じような勤務態度が続いていたが、ある時、親しくしていた同期の一人が退職した。その後から、気分の落ち込みを自覚して、筆者の外来を受診した。軽度の抑うつ状態が認められたが、それとともにはっきりとは言明しないが、会社への屈折した感情があることがうかがわれ、どこか投げやりな態度が目についた。同時に、真面目に会社にコミットして報われなかった恨みや、戦線を離脱した無念さが、こうした態度の背景として読み取れた。治療者はその気持ちを汲むとともに、「このままモラルの下がったままの勤務を続けるのか、どの企業に帰属するかはともかく、真剣に仕事に取り組んでいく人生を送ろうとするのか、どうされるつもりか」と投げかけた。

それに対して患者は、「いや、もうそろそろちゃんとやろうと思っていました」と言い、薬物療法が開始されるとともに、治療者が会社に指示した制限勤務の範囲で、精励するようになった。

この事例には、かつてのメランコリー親和型性格や執着気質にみられる特徴は認められません。ただ、気分障害の基底をなす「同調性」は、顕著に認められます。たとえば破綻した部署の慰労会のあと、そのメンバーの思いを代表するかのように、会社に対して意見を開陳し、また、同期が退職することが、見捨てられ感や帰属集団の価値下げとなり、それを契機に抑うつ的となったことなどに、グループや会社への過剰な一体化がはっきりと読み取れます。

笠原の原則は、この事例の場合ほとんど機能していません。強いステートメントによって、病気の宣告と休息の導入を行って、治療が展開する可能性も否定できません。しかし彼に対しては、原則が適用できるまでのところに、勝負所があるように思います。まず彼の場合、sick role は自明のものではありません。自分はとことんコミットしながら、尽くした対象から庇護されなかった、こうした恨みの感情が病気より手前にあります。それは、もはやメタサイコロジカルなレベルにあるのではなく、すぐそこにあるのです。病人とされることは、「これらの問題をなかったことにせよ」と言うに等しく、受け入れがたいものなのです。同時に、身体症状を理由に、会社を休むというような、従前の彼らしからぬモラルの低下の徴候がみられます。そこに sick role を与えることは、特権だけが先行する危険がともないます。

メディカルな治療の枠組みを徹底的に利用した笠原の原則が適用されるためには、まず彼の気持ちを汲み、そして彼のモラルに働きかける必要があります。このあたりは微妙な問題が含まれています。というのは、医学がここまで踏み込むべきかどうかというと、おそらく意見の分かれるところでしょう。しかし、かつてのうつ病が、いったんしっかりと確立した役割自己が破綻するという病理をもち、sick role が機能したのに対し、昨今の二〇代、三〇代のうつ病は、まさにその役割自己を確立するか否かが問題になっています。患者と精神科医の間で、sick role がどうあるべきなのかは、これからの、そして急がれる課題なのです。

この講では、うつ病を例にとって、臨床とその外の現実の関係について論じました。科学的現実より、社会的現実の方が先立つという原則をいま一度確認しておきましょう。われわれの臨床は、好むと好まざるとにかかわらず、社会、文化、時代に強く規定されるのであり、それに対してつねに自覚的であるよう心がけなければならないと思います。

第Ⅷ講　精神科臨床のゆくえ

精神科臨床はめまぐるしく変貌しています。最後の講では、精神医学の今後について考えてみたいと思います。

この一連の講義の最初に、生命史についての巨視的なタイムテーブルを示したことを覚えておられるかと思います。表Ⅷ-1は、それを少しアレンジしたものです。このように見ると、「分裂病」がいかに近年の病であるかということがよくわかります。以前にはなかったのかどうか議論の分かれるところですが、いずれにせよ、医学のまなざしがこの病気を認識してからまだ一〇〇年もたっていません。それどころか「分裂病」という名称はすでに消え去りました。

うつ病については、すでにヒポクラテスの書の中にメランコリーという病が登場しています。しかしそれは現在のうつ病とはかなり病像が異なっています。ようやく中世になって、メランコリーは「意気消沈した状態」を意味するものとして限定を受けますが、その後もさまざまな変遷を経て、

表Ⅷ－1　「分裂病」までのタイムテーブル

地球誕生	4600000000年前
生命発生	3400000000年前
真核細胞	1400000000年前
サル	50000000年前
ホモ・サピエンス	200000年前
「分裂病」	100年前

一九世紀になってようやく「黒胆汁病」、つまり体液の病から精神の疾患となり、そしてクレペリンによって現代的概念が成立するにいたります。

さらにいうなら、「分裂病」がたかだか一〇〇年の産物である一方、精神医学もまた、せいぜい二〇〇年程度の制度にすぎません。精神医学を「制度」と呼ぶことに違和感をもつ人がいるかもしれませんが、それは万古不易のものではありません。科学的現実の前に社会的現実があることを思い出せば、狂気あるいは精神異常が医学の対象であるのは、自明のことではありません。われわれは職業人であるとともに、時には自分の拠って立つ地盤をラディカルに掘り返してみることも必要ではないでしょうか。

1　「人間」の概念について

ミッシェル・フーコーは『言葉と物』（一九六六）の中で、「人間とは最近になって発明されたものであり、二世紀とたっていない一形象にすぎない」と述べています。この二世紀は、精神医学の歴史とほぼ重なります。もちろん精神医学だけではなく、近代に誕生したものは、多かれ少なかれ、それが前提とする人間の概念に基づいています。大まかにいえば、それは「主体」というものです。

モナリザの微笑

人間観の変遷を絵画の中に見てみましょう。図Ⅷ-1はビザンチンのイコンで、おそらくキリストの図像だと思います。キリストがこちらを見ていますが、まなざしというものをあまり意識させません。表情もあるのかないのかわかりませんし、内面から滲み出るようなものを感じません。ビザンチン様式の教会では、こうしたイコンが見下ろす形で天井などに描かれていますが、まなざすというより、イコンの表す世界が天上にあり、それが人々を蔽っているという様式になっています。

この絵を、第Ⅲ講で示したジョヴァンニ・ベッリーニ（一四三〇～一五一六）の『神殿奉献』（一四六〇）（八八ページの図Ⅲ-6参照）と比較してみれば、差異は一目瞭然です。図Ⅷ-2は、同じベッリーニによってそれから少しあと（一四九五）に描かれたものです。これらの絵画では、個のまなざしが出現しています。まなざしが画布を寸断して、タブローを統一的に把握する視点が見出せなくなっています。たしかに十字架から降ろされたイエスが中心に置かれ、絵の主題となっていますが、他方で個々の視線はばらばらです。ひとりの人物のまなざしに着目すれば、全体が俯瞰できなくなります。つまりこの絵画は、個々の人間に固有のまなざしが生じていることを物語っています。

ほどなくダ・ヴィンチの『モナリザ』（一五〇三～一五〇六）（図Ⅷ-3）が描かれることになります。オランダの精神科医のファン・デン・ベルクは、この絵に関して次のようなことを書いています。

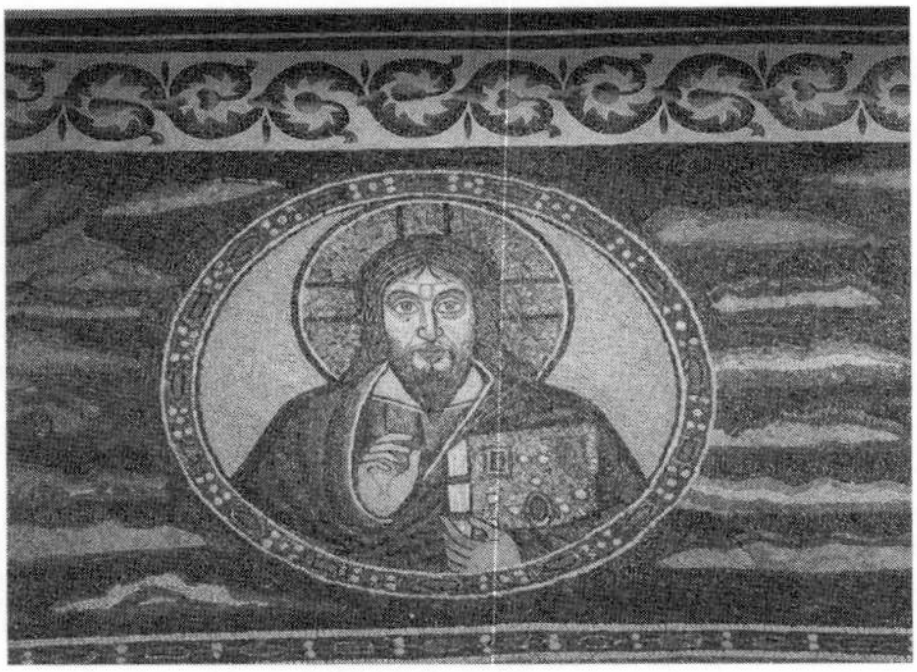

図Ⅷ－１

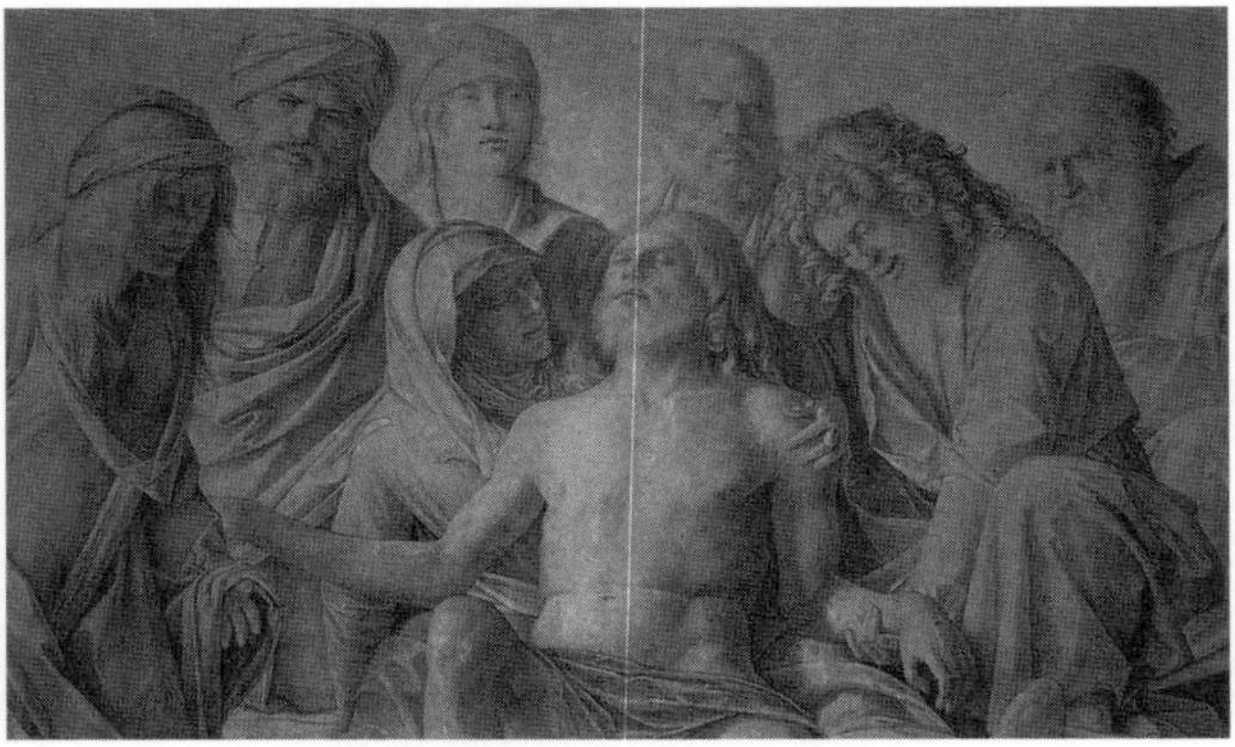

図Ⅷ－２

同時にモナリザは、不可避なことだが、風景から疎外された最初の人物（絵画における）である。彼女の背景にある風景が有名なのは当然だ。それは、まさにそれが風景であるがゆえに風景として描かれた、最初の風景なのである。それはまた純粋な風景であって、人間の行為のたんなる背景ではない。それは、中世の人間たちが知らなかったような自然、それ自身の中に自足してある外的自然であって、そこからは人間的な要素は原則的にとりのぞかれてしまっている。それは人間の眼によって見られた最も奇妙な風景である。

"*The Changing Nature of Man*"（柄谷行人『日本近代文学の起源』講談社文芸文庫、一九八八年）

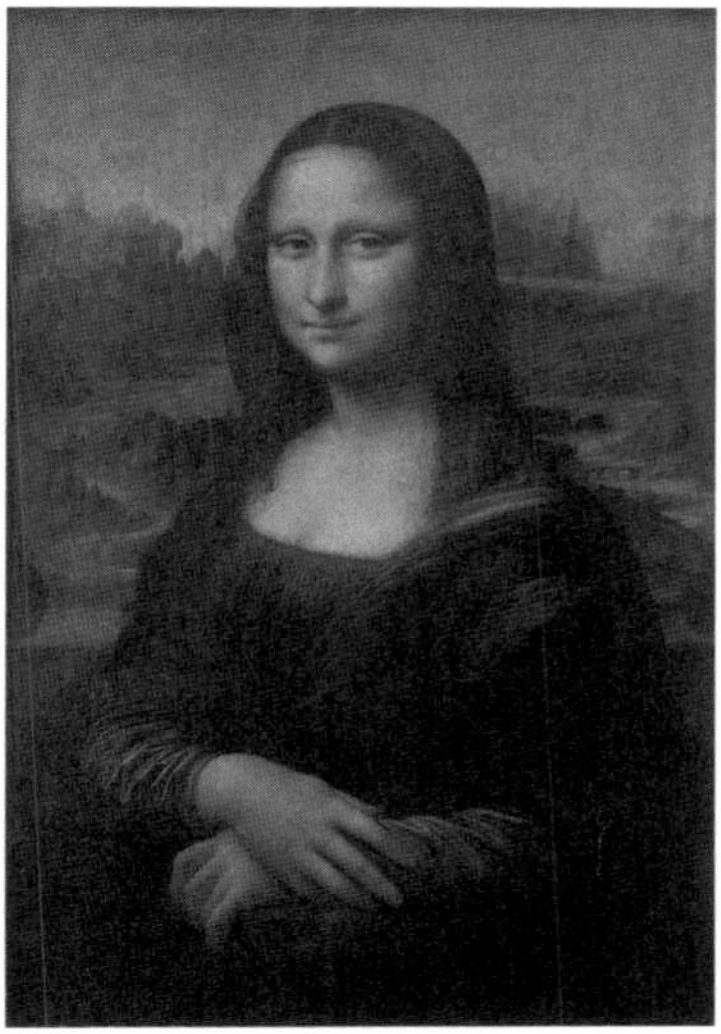

図Ⅷ－３

モナリザの背景にある風景は、風景としてはじめて描かれたもの、つまりはわれわれと無関係な外的自然として出現したものです。そしてそれは人間の概念が根本的に変化する徴候でもあります。このことについて柄谷行人氏は、風景の成立と内面の発生が相即していることを指摘しています。

ファン・デン・ベルクの考えでは、西欧

で最初に風景が風景として描かれたのは、レオナルド・ダ・ヴィンチの「モナリザ」であり、そこには、風景から疎外された最初の人間と、人間的なものから疎外された最初の風景がある。だが、モナリザという人物の微笑はなにを表現しているのかと問うてはならない。そこに「内面性」の表現をみてはならない。おそらく事態はその逆なのだ。「モナリザ」には概念としての顔ではなく、素顔がはじめてあらわれた。だからこそ、その素顔は「意味するもの」として内面的な何かを指示してやまないのである。「内面」がそこに表現されたのではなく、突然露出した素顔が「内面」を意味しはじめたのだ。そして、このような転倒は、風景が形象から解放され「純粋の風景」として存在したことと同時であり、同一である。

『日本近代文学の起源』

私たちははじめから「内面」があると思い込んでいますが、ある意味でそれは発明されたものなのです。少なくとも、太古の昔から同じものとして続いてきたのではありません。モナリザと対照させるために、図Ⅷ-4にマリアのイコンを示します。この図像からどんな内面をうかがい知ることができるでしょうか。そもそもこのマリア像には内面というトポス（場）があるのでしょうか。『モナリザ』という絵画空間が示しているのは、内面と外界がお互いに無縁なものとして分割されたということです。大雑把にいえば、近代以前の人間は、神、あるいは神々を頂点とした世界の中にあり、そこに自らの場所を見出してきました。ところがルネサンス以降、世界は三次元の等質的な、のっぺりした空間へと移行しはじめます。いわゆる科学的世界観が前提とする空間です。それと並行して、内面をもった主体が生み出されます。人間は赤裸々な空間の中に自らを差し挟むことが困難になり、素顔の向こう側に蔭を作り、そこに内面が形成されることになります。『モナリザ』では人間が主題であり、それとは無関係な風景＝自然が背後に見出される、という構図をとりますが、ひるがえって風景の側からみれば、自然と調和することのない不気味な素顔が、自分たちの間に忽然と出現するのです。こうして内面と外界は、屹立し、緊張をはらんだ、そしてよそよそしい関係のままに置かれます。

サルトルの小説『嘔吐』の中で、主人公ロカンタンはマロニエの根を見て吐き気をもよおします。グロテスクに迫ってくるマロニエの根は、『モナリザ』の中の風景に対応しています。私とまったく無関係な物そのものが、そこに忽然と、むきだしに突出していることに、ふと気づくその時、ロカンタンの内面は痙攣を起こすのです。この自分とはまったく無関係な自然、あるいは物自体というものは、サルトルの実存哲学における投企する自己と対になっています。こうして時代を下るにしたがって、自己はおのれの内面に集約され、ともすれば世界とのつながりを見失いかねない孤独な生へと進んでいくように思われます。

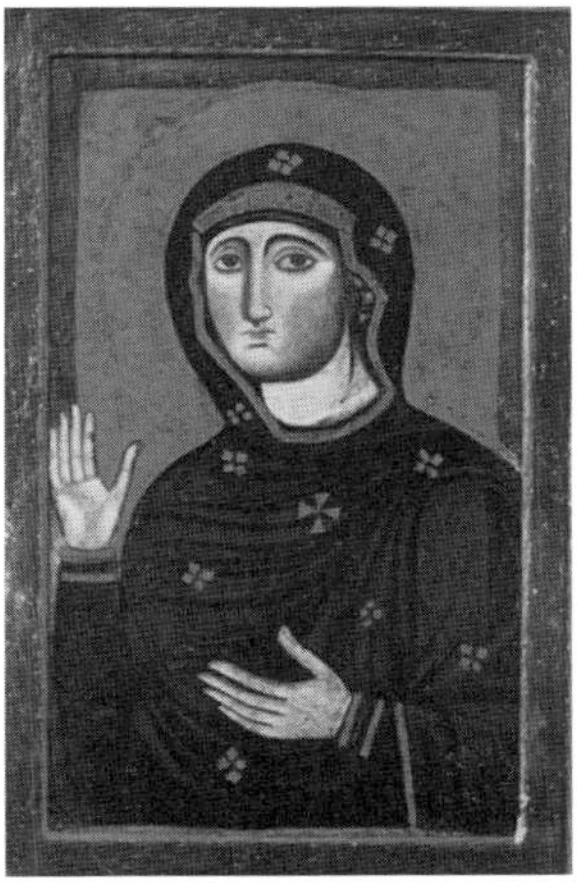

図Ⅷ－４

思春期

近代という時代は、人間を孤立した主体の方へと向かわせました。ところで思い起こしてほしいのは、人類は生物の中で例外的に未成熟な状態で生まれ、母に代表される他者に全面的に依存せざるをえないということです。心身ともに、自律＝自立というものからおよそかけ離れた生物種なのです。この畸型種は、しかし、長ずるにしたがって、どこかで孤独な内面をもった主体へと生成しなければならない、そうした宿命を背負ってしまったのです。このことは、思春期を乗り越えが容易ではないものとします。しかもこの時期には、自分の個体性を内側から揺すぶる起爆力をはらんだ「性」というものが目覚めます。こうして、自分になるということ、自立するということが、一連の大問題になってしまったのです。

最初の講でみたように、人類は脳が巨大化しつつ、直立したため、骨盤腔が狭くなるという矛盾を抱えています。その結果、お産が難しくなり、遺伝子の伝達そのものを危機にさらすことになります。生命の連鎖そのものをボトルネック状態に陥れている奇妙な生き物なのです。同時に、精神についても思春期に危険地帯を抱え込んでしまっています。精神の生にもある種のボトルネックが存在するのです。少なくとも近代以降の人間にとって、この思春期をどう乗り越えるかが大きな課題となり、また精神疾患を多発させるポテンシャルをはらむものでした。おそらく「分裂病」という病気は、このような構図のもとに大量発生したのではないかと思います。

しかしなにゆえそこまでして主体とならなくてはならぬのでしょうか。自立するということは、社会の一員になること、社会の中で「何か」になるということです。そしてそれを促すのが父の機能にほかなりません。「おまえはいったい何者だ」と問うてくるまなざしであり、声です。あるいは「何かになれ」、「自立せよ」という命令です。さらに突き詰めると、自律性をもった主体になることを要請しているのであり、それは「一者であれ」という命法です。実は近代を特徴づける主観と客観、つまりは内面をもった主体とその外側にある自然という構図は、この「一者であれ」という父の命法が支えていたものなのです。

父のゆく末

ところが、近代以降のヨーロッパでは、何度も何度も「神は死んだ」という宣告がなされてきました。図Ⅷ-1でみたイコンが表すような神はもはや機能していません。では神は消失したのでしょうか。それなら父もまた機能しないのではないでしょうか。

実は近代を特徴づけるのは「死せる父」なのです。たとえばそれはフロイトの『トーテムとタブー』や『モーセと一神教』の中に登場する父です。『トーテムとタブー』では、古代社会において部族のあらゆる女性をわがものとしていた暴虐な父がおり、ある時息子たちが共謀してこの父を殺害します。その結果、一夫一婦制に社会は移行します。では父はいなくなったのでしょうか。そうではなく、死ぬことによって「もはや殺害されないもの」として永続化し、息子たちを支配するようになるのです。日が沈んでなお、朱に染まった残照が天を蔽い、あるいは闇にまぎれたつもりが、いたるところに視線を感じるかのようにです。それは彼らの中には殺害した罪悪感が内面化され、法として超越的な機能をもつようになります。

この「死せる父」を表すものとして、パノプティコン（panopticon）という仕掛けがあります（図Ⅷ-5）。これは功利主義哲学者のベンサムが考案したもので、刑務所の構造です。各房があり、そ

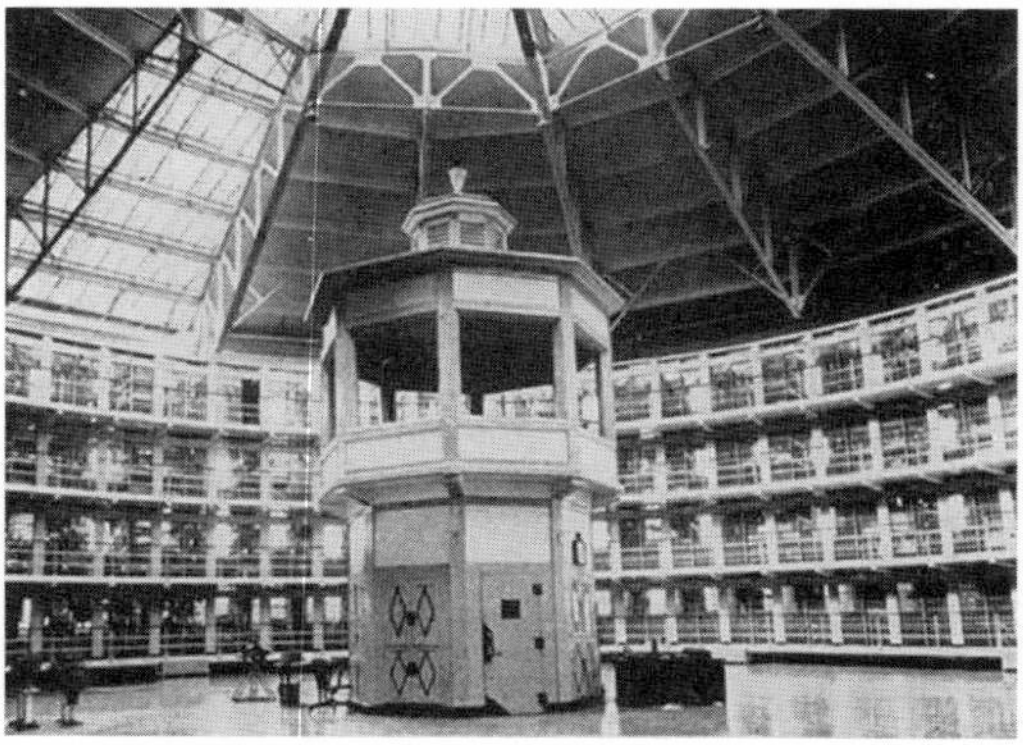

図Ⅷ－5　パノプティコン

の中心に監視所が据えられています。そして房の方からは監視所の中は見えず、監視所の中からは房の中が見通せるという構造になっています。こうなると、監視所に監視人がいるかいないかは関係がありません。見られているという視線が囚人たちに感じられれば、その機能が果たされるのです。ある意味では、超自我のようなものに相当するものかもしれません。

今後の精神医学がどのように変貌していくかを考える際に、この父の審級がどうなるのか、はたして父親がいつまで機能するのか、ということは重要な要因となります。とりわけ「一者になれ」、「大人になりなさい」という命法は、今では有効に作動しているのでしょうか。近代に形成された人間の概念と、精神医学は密接に関連していることを考えると、この父のゆく末がわれわれの未来を強く規定するものであるといえそうです。

2　統合失調症のゆくえ

「分裂病」において父はどのように機能しているのでしょうか。そして「統合失調症」と意匠を変えた現在、どのように変貌しようとしているのでしょうか。単純型統合失調症の一例を通して考えてみましょう。

症例　五三歳　男性

小学生の頃から不潔恐怖や強迫観念がみられたという。高校卒業後から、パチンコ屋の店員、町工場の作業員、水商売など、さまざまな職業を経験した。

三一歳で結婚して、二児をもうける。四四歳頃から働けなくなり、妻子が本人のもとを去り、以後ひとり暮らしを続けている。四六歳から精神科外来に通院を始め、強迫性障害として治療を受けていたが、途中から統合失調症に診断が変更されている。

五二歳時、九〇歳になる父親が入院してから、将来に対する不安が強まり、外出もせず、家にひきこもった。そして食事をほとんどとらず、普段はあまり口にしない缶ビールを一日二缶飲むだけの生活を続けていた。数カ月後、兄がたまたま来訪した折、やせ衰え、半年分のゴミに埋もれ、立てない状態で発見され、入院となった。

入院して体力が回復すると、歩行訓練を始め、担当医の表現では、病棟を「あたかも水族館の魚のように」ぐるぐると周回していた。診察時でも、椅子に坐ることなく、その場で機械的に歩行運動を始め、「歩けなくなっただけなので、精神科に入院するとは思っていなかった」と述べた。不潔恐怖や強迫観念が確認されたが、さして自我違和的なものと感じられておらず、訴えも執拗でなかった。

ところがしばらくすると、スタッフが彼の放つ異臭に気づき、風呂に入っていないことが判明した。

理由を問うと、「風呂にはみんなが入る。しかも、不特定多数の人が入るので汚れている。その中にはトイレのあと、手を洗わない人もいる。そういうところには入れない」と述べた。真面目な主治医と熱心な看護師が、なんとか風呂に入るように説得するが、やはり入れなかった。むしろ言われれば言われるほど、何か風呂に入ることがひとつの関門になっていくようであった。主治医も、これは無理に入らせようとすべきではないと感じ、「外出して家で風呂に入ってきましょう」と提案したが、患者は「いや、ここで風呂に入れないかぎり、外出してはいけないと思います」と答えた。あるいは単純に外出だけを勧めても、「いや、外出はここのお風呂に入れるようになってからでなければなりません」と、ますます病棟の風呂が大きな関門となっていくようだった。

この症例について相談を受けたときに思いついたのは、カフカの『掟の門前』という小品です。少し長くなりますが、以下に引用します。

「裁判所のことをです」と僧は言い、「法の入門書には、この思いちがいについてこう書いてあります。掟のまえに一人の門番が立っていた。この門番のところへ田舎から一人の男がやってきて、掟のなかへ入れてくれと頼んだ。しかし門番は、今は入ることを許すわけにはいかない、と言った。男は思案していたが、やがて、それではあとでなら入れてもらえるだろうか、とたずねた。『あとでなら入れてやれるかもしれない、しかし今はだめだ』と門番は言った。掟への門はいつものように開かれていたし、門番もわきのほうへ行ったので、男は身をかがめて門からなかをのぞこうとした。門番はそれに目をとめると、笑って言った。『そんなに入りたいのなら、わしの禁止にかまわず入って行ってみるがいい。しかし忘れないでもらいたいのだが、わしには力がある。しかもそのわしはいちばん下っぱの門番にすぎない。広間から広間へゆくごとに門番が立っており、その力はつぎつぎに大きくなってゆくのだ。三番目の門番となると、もうその姿は、このわしでさえ恐ろしくて見ていられないくらいなのだ』そんな困難があるとは田舎からきたこの男は予期していなかった。掟というものは、だれにでもいつなんどきでも近づくことのできるものであるべきだ、と彼は考えたが、毛皮の外套を着た門番、その大きなとがった鼻、韃靼人のような長くて薄くて黒いひげをよくよくながめているうちに、やはり入る許可がおりるまで待ったほうがよいと決心した。門番は男に腰かけを与えて、扉のわきのところにすわらせた。男はそこに何日も何年もすわっていた。入れてもらおうとして、いろいろな試みをし、やたらに嘆願を聞かせて門番をうんざりさせた。門番はときおり彼にちょっとした訊問をし、故郷のことやそのほかいろいろなことを聞きただしたが、それはお偉がたがするようなそっけない質問だった。そして最後にはいつもきまったように、まだ入れてやることはできない、と言うのだった。男は旅のためにいろいろなものを用意してきていたが、どんなに高価なものであろうともみんな使って、門番を買収しようとした。門番はなんでも受けとりはしたが、受けとりながらこう言った。『わしはこれを受けとってはおくが、それはただ、おまえがなにか手ぬかりをしたなどと思わないようにするためなのだ』何年ものあいだ、男はほとんどたえまもなく門番を見つめていた。彼は他の門番のことなど忘れてしまって、この最初の門番が掟のなかに入るのをさまたげる唯一の障害であるように思うのだった。はじめの数年間は、大声でこの不運な偶然を呪ったが、後に年をとってくると、ただひとりごとのようにぶつぶつ言うだけになった。もうろくもしてきた。そして何年も何年も門番を観察しているうちに、その毛皮の外套の襟に蚤がいることも知ったので、その蚤にまで、自分を助けて門番の気を変えてくれるようにと頼んだ。ついに彼の視力はおとろえてきた。自分の周囲がほんとうに暗くなってゆくのか、それともただ目のせいでそう見えるだけなのかわからなくなった。しかし彼は今その暗やみのなかに、掟の扉から消しがたい一筋の輝きがさしてくるのを認めた。もう余命はいくばくもなかった。死をまえにしたとき、彼の頭のなかでは、今まで長いあいだの経験がぜんぶあつまって、これまでまだ門番にたずねたことのない一つの問いとなった。こわばってゆく体をもう起こすことができなかったので、彼は門番に合図をしてみせた。門番は男のほうにふかく身をかがめなければならなかった。というのも背丈のちがいが、この男にとってひどく都合わるく変わってしまっていたからである。『おまえは今さらなにを知りたいのだ？　よくもまああきないものだな』と門番がたずねた。『みんな掟を求めているというのに、この長年のあいだわたしのほかにはだれひとりとして、入れてくれといってこなかったのは、いったいどうしたわけなのでしょうか？』と男は言った。すでに臨終が迫っているのを見てとった門番は、消えかけている聴覚にもとどくように、大声でこうどなった。『ここはおまえ以外の人間の入れるところではなかったのだ。なぜなら、この門はただおまえだけのものときめられていたのだ。さあわしも行って、門をしめるとしよう』」

カフカ『審判』辻瑆訳、岩波文庫、一九六六年

田舎からある男がやってきて、門にたどり着く。入ろうとすると、門番が「入ってはならぬ」と言います。そして、そのままずっと死ぬまでそこに居続けるというだけの物語です。厳密にいえば、門番は「入ろうとするなら入ってみろ。ただ、次にはもっとすごい門番がいるぞ」と言っているの

ですが、男はこの門に張り付いたまま、死ぬまでどこにも行けなくなってしまうのです。

症例は、家から病院に連れられてきたのですが、風呂にどうしても入れませんでした。単に不潔恐怖の症状というだけでないのは、「風呂に入ることができてはじめて外出できる」と言っているところです。風呂に入れなければ、この先の一歩が踏み出せない、という具合に、関門として立ちはだかっています。そしてこれが人生最大の課題であるかのようになってしまっているのです。

もちろん違うところもあります。カフカの場合には、門番は「入るな」と言っているのに対し、症例では主治医と看護師は「入りなさい」と勧めるのです。しかし社会の周縁からやってきて、門の前に張り付いてしまうという構図は同じです。この症例のような単純型統合失調症では、第II講の症例でもそうでしたが、通常の意味で社会化することなく、その場その場を生きていくのがひとつの特徴です。この人は就職もし、結婚もし、普通の社会生活を営んできたようにみえますが、それはあくまでヘレーネ・ドイッチェの言う、as if（かのような）的な適応でしかありません。彼は本来の意味での個体化を経ていないのです。

さて彼は、父親が九〇の齢を重ね、入院したことを契機に病的なひきこもりに陥ります。彼が言うには、父親が死んだら将来どうなるのかという不安から、調子を崩したのだということです。しかし少し考えてみれば、これは奇妙なことです。物心両面とも依存しているわけでもありませんし、父が心理的負担になっているなら、むしろ解放されるのではないかと、通俗心理学的には考えられます。また『トーテムとタブー』の息子たちのように、なんらかの罪悪感に、彼の不安が彩られているようにも思われません。

彼にとってみれば、間近に迫った父の死は、はじめて父という問題に直面させるものではなかったのでしょうか。現実的な父ではなく、「死せる父」という審級が、彼の世界に立ち現れてきたのだと思います。それはカフカの小説のように、姿を見せない、不気味で、圧迫する審級のようなものだったかもしれません。彼は徹底的にひきこもるよりなかったのです。

第II講の症例を思い出してください。職場で女性を好きになって、事例化した症例です。彼の場合には、三〇代後半で人恋しくなり、社会というものを求めはじめますが、女性というものが、門として立ちはだかったのです。他方、この事例では、病棟という避難所に身を移したとき、社会化するためにくぐり抜けなければならない関門が、風呂という具体的な形象をもって出現したのです。

この事例から読み取れることがいくつかあります。まず、死せる父の審級が病理に深くかかわっています。しかし彼の場合には、五〇代になるまでこの問題は棚上げが可能でした。そしてもし、二〇代、三〇代の頃の彼に出会うことがあっても、統合失調症とはわからなかっただろうと思います。せいぜいクラスターAのパーソナリティ障害があるなどとされるのが関の山でしょう。このようにみると、父の審級のもつ機能が次第に希薄になっていくとともに、統合失調症の病理も拡散していくのではないかと思われます。

一説によると、思春期は三〇あるいは三五歳まで延長しているといいます。それだけ先送りが可能になってきました。「自立しなさい」、「おまえは一人の人間になりなさい」という圧力はますます希薄になっています。われわれのところに出入りしている二五歳の臨床心理士が言うには、同じ年代で定職に就いているのは五〇%くらいだといいます。「一者であれ」という命法が機能しなくなるにつれ、おそらくは決定的な断層をもたらすような発症は激減するのではないかと、ひそかに予測しています。

症例　二四歳　女性

ある精神科クリニックから紹介されて受診。前の治療者から身体的な接触を受けたため、転医したという。にわかには信じがたかったが、一年以上の治療経過で、妄想性あるいは虚偽性の病理の片鱗も示されなかった。治療開始から半年経過して、「先生を信用することにした」という言葉が聞かれた。

四歳で父を亡くし、母、兄、独身の叔父と暮らしている。小さい頃には、叔父からしばしば身体を触られていた。兄は一〇年以上、ひきこもった生活をしている。小さい頃から、自分は男になりたい、お父さんになって家を守りたいと思っていた。母は民宿のおばさんみたいなもので、兄は同性の友達のようにふるまってきた。幼稚園の頃からもうひとりの自分がいて、たとえば喧嘩して帰ってくると、慰める自分、抑える自分がいて、それが普通だと思っていた、と語った。

一九歳の時、ある女性を好きになった。自分を男性として付き合っていたともいい、また、彼女の前ではじめて自分を女性として意識したともいい、どのような関係だったのか、このことに関しては、本人の陳述はくるくる変わった。一年後、その女性が別の女性を好きになったため、この関係は破綻した。大きな空虚がその後に残された。離別のあと、最初の精神科クリニックにかかり、うつ病として治療され、一年前に友人の勧めで前医に変わった。

診察ではやや硬い表情をしながらも、いつもにこにこ笑みをたやさなかった。困っていることを挙げてもらうと、「不安になること」、「孤独になること」、そして「考えすぎて頭が混乱すること」であると述べた。数ヵ月前から、カッターで手首に激しい自傷をするようになっていたが、転医後も続いた。左の前腕は、多数の条が瘢痕をなしていた。診察ではやはりにこにこしながら、「先生、切ったぁ」と報告した。切るとどうなるのかと聞くと、「すっきりするぅ」と言う。やめるように諭すと、「えー、切っちゃいけないんですかぁ?」、「どうしてぇ?」と聞くが、やはりにこにこした表情は変わらなかった。

家の中では居場所がないので休めないと言い、母を連れてカラオケに出かけたり、お気に入りの古着屋に行くなどして、都内をぐるぐる回って、夕方になって帰宅する生活を続けていた。ようやく最近になって、深い睡眠がとれるようになり、家でもいくらかくつろげ、好きな本なども読める程度までには回復した。

最初、この人の病理はよくわかりませんでした。ところがしばらくして、彼女の「頭が混乱する」という症状を聞き直してみたところ、「頭の中がぐちゃぐちゃする」と言うのです。さらに聞くと、「何か頭の中で人の声がする」と言います。そしてこの症状は、抗精神病薬に非常によく反応しました。しかし激しいリストカットはその後も続きます。依然として、統合失調症圏の病理は見えてこなかったのですが、彼女が写し取ったメモの中に、「僕は常に夜で、外界は常に昼間であれば、僕は自分に没頭できるのに」という一節があるのをみて、少し納得させられました。高校時代にも幻聴らしきものがあったようですが、好きになった女性と離別したあと、肯定する自分、否

定する自分、判断する自分の三人が頭の中で話すようになったといいます。この幻聴様の症状はさして自我異和的なものではなかったようです。そしてこの頃から詩作が始められました。

この事例でみられたリストカットに示されるように、病理の場が、精神から身体へ、あるいは行動へとシフトしつつあるように思われます。ただ、こうした行動化に対して、精神医学はまだしっかりとした対応ができていません。それが意味するところも、十分理解できているとはいえません。彼女は、もともと言語化能力が高い人であるにもかかわらず、普段の診察では「わからなーい」、「すっきりするからぁ」、「先生、また切りたくなっちゃった」などと言うだけなのです。

彼女にとってリストカットはどのように機能していたのでしょうか。言語化しない彼女を前にして、私の脳裏に去来したいくつかの考えを述べてみましょう。まず思いつくのは、症状、とくに「頭の中がぐちゃぐちゃする」症状を緩和するための行為です。実際、彼女は「頭が発狂しそうになったときに切る」というパターンがあったとあとに述べています。症状というより、病理そのものを減圧する行為として機能していたようです。

次に考えつくのは、なんらかの「空虚」を埋め合わせるものではないのかということです。これは境界性パーソナリティ障害でしばしばみられます。しかし彼女の場合には、その意味合いが異なり、自分と世界を分節化するということが込められているようです。彼女は苦しい自分を海鼠《なまこ》にたとえました。「のっぺりした」、「どてーっとした」そんな自分が耐えがたいというのです。どこにも折り目や印や分節のないモノトーンな物体、そんなイメージが浮かんできます。つまり、傷はそうしたコーパスに区切りを入れるような役割をしていたのかもしれません。

そして二つの考えから次のような機能が導かれるように思います。つまり、傷は、それが与えられることによって、「自傷する私」、そして「傷ついた自分」という形で彼女の主体をかろうじて取り戻すものであったと。実際、彼女は「生きるために切る」と言っていました。しかも「切る自己」と「切られる自己」は、自傷によって一致するのです。

より正確にいうなら、彼女の切る行為は行方不明になることなく、切られた身体として自分に返ってきます。また同時に、身体に刻まれた傷は、彼女に「切った自分」としての主体を与え返すものなのです。

リストカットは、幻聴が収束してからも続きました。その頃になると、「汚れが落ちるような気がする」と、いくらかニュアンスが変わってきたように思われます。主体をかろうじて生成せしめるものであった自傷は、自己の身体への傷という確かなもの、裏切らないもの、実感をもったものへと転じていったように思われます。そして「生きるために」ではなく「ご褒美として」切るのだと、自傷が終息する頃には述べるにいたりました。

付け加えるに、リストカットをすることは、それまで彼女にとって「民宿のおばさん」であった母が、自分のことを真剣に考えてくれるようになるという効果がありました。これは彼女自身、自覚しています。実際、母は自分がしたこともないカラオケやバドミントンなどに付き合って、彼女の苦しい時期を支えました。

このように、リストカットにはさまざまな病理と回復の試みが交錯しています。われわれは自傷を精神の言葉へと翻訳しようとしましたが、それはかろうじて可能なレベルのものです。もはや精神より身体の方が、この事例では本来の舞台なのかもしれません。統合失調症がある種の意識型あるいは精神の破綻形式であるのは、次第に過去のこととなりつつあるのかもしれません。そして「えー、切っちゃいけないんですかぁ?」、「どうしてぇ?」とにこにこしながら問う彼女の中には、もはや父の機能はほとんどその影をとどめていないように思われるのです。

3 うつ病のゆくえ

では、うつ病はどうなっていくのでしょうか。それについては、すでに第Ⅶ講で症例を通していくらか示すことができたように思います。一度社会的な自己を確立し、しっかりとした歴史的な主体となり、そののちに喪失を契機として発症するパターンは減っていくのではないかと思われます。むしろ確固たる同一性を獲得せず、コミットする対象を持ちえない、そうした若い世代に発症するのが主流となっていくかもしれません。

症例　二八歳　女性

都市郊外のまだ因襲が根強く残っている名家に生まれる。高校、大学では、運動クラブのキャプテンをやるなど、活発で、人望も篤かった。かねてからアナウンサーになりたいと希望していたが、父親に反対されて断念し、縁故である商社に入社した。

二年後、にわかに芸能プロダクションに勤めたいと、親の反対を押し切って会社を辞めた。アルバイトをしながら就職活動を続け、一年後、希望がかなって、某プロダクションに入社した。いわゆる「良家の子女」である患者には、アルバイトで自活するのは厳しく、当時から頭痛や不眠に悩まされていたが、なんとかやり抜いた。しかし、入社後から抑うつ的となり、当時交際していた相手を親が認めてくれないということからさらに悪化し、精神科クリニックを受診した。その後、通院を続けていたが、ある日、母親に「体裁が悪いから、家から離れた薬局で処方してもらいなさい」と言われたところ、それを契機に過量服薬を行い、救命センターに搬入された。

生気的抑うつやメランコリー親和型性格といった、うつ病臨床での確かな指標が次第に希薄になってきている現在、重要なポイントとなるものとして、「同調性」と「自己愛的対象関係」が挙げられます。同調性は、第Ⅶ講の最後の症例でもみたところです。

この事例では、自己愛に関して次の二つが特徴的です。まず目標を達成したと思われた時点で発症していること。このことは対象の獲得によって対象喪失に陥るという、うつ病者に比較的固有のパターンで、昇進うつ病などに顕著に認められます。いまひとつは、家族は自分を受け入れてくれるだろうという、「甘い見通し」と「あてはずれ」というパターンです。正社員になって認めてくれるだろうと思ったが、存外家族が冷たかったとき、そして処方箋を遠くの薬局へもっていくように言われたとき、あてはずれが生じました。前者は発症の幕を切って落とし、後者は自傷へと導いたのです。「甘い見通し」と言いましたが、それは第三者からみてそうなのであり、本人にしてみれば、空気のようにあたりまえのものなのです。失われてはじめて幻想的であったことに気づくものです。気づくというのは正確ではないかもしれません。とりわけ従前は、うつ病者はこのあたりのことにまったくといっていいほどindifferent（無関心）でした。昨今の若い症例では、ある程度自覚することが可能ですが、この事例でもわかるように、発症や行動化につながるインパクトをもっています。

この人は病前の適応は高い人でした。それがうつ病を発症してまもなく過量服薬を行い、その後も自傷が繰り返されるなど、急激にdemoralization（デモラリゼーション：士気低下）が進行しました。中年期の事例に比べ、人格がまだ未成熟であり、社会的枠組みも緩やかなため、いったん崩れると歯止めがかかりにくいというリスクがあります。

病歴を振り返ってみると、一昔前なら、親の勧めに従って会社に何年か勤め、結婚して家庭に入るという航路をたどっていたのではないかと推測されます。仮にうつ病を発症するにしても、中年期以降になったのではないでしょうか。もちろん彼女が自分の希望をかなえようと行動することが問題なのではありません。ただ、社会に入るとき、われわれは自分の中の何かを売り渡さなければならない、何かと引き換えに大人にならなければならないのですが、若年発症のうつ病者では、しばしばそうしたモメントに欠けているように思われます。かつてメランコリー親和型性格が乗り越えた地点で、彼らは躓《つまず》くのです。

症例　二九歳　男性

三人同胞の末子として育つ。二人の兄のうち、長兄は大企業に勤め、次兄は官僚の道に進んでいる。本人だけは、大学卒業後も定職に就かず、アルバイトをしながら、病気がちの親の世話をしていた。

手先が器用であるため、アルバイトで機織による製作を手がけるようになり、親方衆からも見込まれていた。途中から、技術の習得のために専門学校に入り、そのかたわらインターネット取引をして、小遣いを捻出していた。日頃、親からは、卒業後は本格的に工芸の道に進むよう、強く言われていた。卒業制作の発表の日に、不安発作を起こし、それを機に精神科クリニックを受診した。二ヵ月後に抑うつ状態となり、入院加療を希望した。

入院した折には、すでに抑うつは目立たなかった。本人は「とりあえず入院してみたかった」と述べた。スタッフや他の患者と闊達に付き合い、療養というより物見遊山という雰囲気を感じさせた。しばしば病棟の規則が守れず、早期に退院となった。

近年、こうしたとらえどころのない事例に遭遇する機会が増えました。この例で特徴的なことは、周縁性（marginality）です。従来のメランコリー親和型性格が示す規範的なあり方（orthodoxy）とは対照的といえます。患者は、フリー・アルバイターや親の世話をするという周縁的な存在にとどまるかぎり、適応とまではいわないにせよ、大きな破綻を起こさずにやっていくことができました。ところが、発症の契機をみてもわかるように、競争や評価ということに対して、極端な脆弱性（vulnerability）を示します。これは退却神経症や逃避型抑うつとも共通します。本番であるとか、定職とい

ったものに、ほとんど耐えることができない心性をもっています。入院後も、sick roleを引き受けることなく、傍目からは遊び半分のようにみえるコミットの仕方に終始しました。心理教育プログラムに参加したときも、他の患者のことを論評するときには闊達に論ずるのですが、自分のことが問題になったとたん、不安発作を起こしました。

従来のメランコリー型の自己愛的対象関係は、対象がいわば垂直軸方向にあることが、ひとつの特徴でした。一定の距離をおいて、そこに向かって努力するという形をとるのであって、一見競合にみえる場合でも、視線は目の前の他者ではなく、頭上の目標に置かれていたのです。しかしこうした事例では、もはや垂直軸方向へのベクトルが機能していません。テストや就職は、上を目指すというものではなく、他人との生々しい競合になってしまうのです。いったん、周縁性というポジション取りを見失うと、そのとたんに破綻してしまう、こうした事例が増加しているように思われます。従来、うつ病親和者において機能していた垂直軸とは、とりもなおさず父親の機能です。こうした事例をみるにつけ、この機能の衰退を実感させられます。

4　精神科臨床の今後

この講義も最終段階にさしかかりました。最後に今後の予測について触れておきたいと思います。精神医学はどのように変貌していくのでしょうか。こういった予測には、いつも胡散臭いものがつきまとうのですが、避けて通るべきではないと思います。すでに起こったことを整理して、それを現在の臨床に役立てるということも立派なことですが、しばしば遅きに失します。

精神医学は近代的な「人間」の概念とともに生まれ、そして展開してきました。それゆえ精神医学の今後は、まさに人間というものがどうなるのかにかかっています。同時に、臨床で起きていることは、人間のゆく末を予測する兆候としてとらえることができるかもしれません。

環境の子宮化

表Ⅷ-2に、人間の数の推移を表しました。現在以外は推定人口です。最初は一二万五〇〇〇人とされていますが、農耕がぼつぼつ始まった一万年前頃には五〇〇万人、古代文明時代を経て、紀元頃になると一億人を超えます。そして産業革命からまた加速がつき、現在では八〇億人以上の人口という、爆発的な増大にいたっています。地球物理学者の松井孝典氏によると、人間がホモ・サピエンスとして、つまりは単なる動物として存在しているならば、この地球は五〇〇〇万人の人間しか養えないといいます。そこで人間は農業、さらには工業を発明し、自然に働きかけ、そして自分たちの生存に都合のよいように作り変えてきたのです。そして現在は、環境の保育器化、さらには子宮化がなされつつある時代であるといえるでしょう。

とりわけ日本の場合それは顕著にみられます。サッカー日本代表監督であったフィリップ・トルシエは、日本のコンビニを批判したといいます。おなかが減ったら、ぱっとコンビニに入り、食べ物が手に入るような文化、あたかも現実原則が最低の水準にまで縮減されたような文化は、闘争心

表Ⅷ－２　人口の推移

1000000年前	125000
10000年前	5000000
2000年前	133000000
西暦1500年	427000000
西暦1700年	641000000
西暦1800年	890000000
現在	8100000000

を萎えさせるものであるというのです。あるいは、霊長類研究者正高信男氏は、『ケータイを持ったサル』の中で、ルーズソックスを履いて、かかとを踏みつぶして歩き、地べたに座り込む若者と、ひきこもり青年が実は同根であるといいます。前者はひきこもりにとっての内を外まで拡大しただけと考えられます。ともに、先ほど言った「子宮化した環境」の中に棲み込んでいるのです。ですから、本来内でしかやらないはずのことが外でも平然とできるのです。私は地下鉄で通勤していますが、行き帰りに一度や二度は、「家でやったらよかろう」と言いたくなるような光景を目にします。正高氏の見解によると、こうした若者が、携帯でいつも「ここにいるよ」と確認し合っているのは、サルが鳴声で交信し合うのとほとんど同じだということです。ただ、私に言わせると、これはいささかサルに失礼な話であって、サル化しているというよりは家畜化されているというべきだと思います。なぜならサルには動物としての節度と自律が保たれているからです。

思春期の変容

従来、思春期というものは、容易には乗り越えられない難所を形

表Ⅷ－3　思春期の課題の変遷

「私」とは何か？
　→　私はどう思われているか？
「社会」とは何か？
　→　社会でどう生きるか？
自立しなければならない
　→　みんなとうまくやっていかねばならない

成していました。しかしそれが今は変質しています。表Ⅷ－3に、私なりに思春期の課題がどう変化しているのか考えたものを示します。患者の治療に携わっていると、彼らが苦しんでいる内容が、時代とともに変わってきたように思います。「私とは何か」というような根源的な問いは姿をひそめ、「私はどう思われているのか」ということで煩悶する人が増えています。「どう見られているのか」、「どう評価されているのか」、「何と言われているのか」ということが懸念され、皆に受け入れられること、仲間はずれにされないことが、主要な関心事になっています。また、かつては「社会」というものが、根源的な問いの対象でした。私に向かって問いを投げかけてくる、得体の知れないものだったのです。それが今日では、社会そのものが問題となるのではなく、その社会の中で、いかにしてうまくやっていくのかに腐心しているのです。

　実習にやってくる医学部生と接していると、彼らにとっては、自律＝自立が、何が何でも達成すべき課題、あるいはやむにやまれぬミッションではもはやないようです。いまひとつの課題である「性」についても、抑圧や罪悪感からほとんど解放され、自分を内側から震撼とさせるようなものではもはやないのかもしれません。

　しかし、彼らには彼らなりの苦悩があります。それはある種の「刑務

表Ⅷ－４　病理の変遷

内因性	→	心因論、機械論
抑圧	→	解離
神経症	→	倒錯

所文化」に近いものかもしれません。刑務所の中では、囚人たちは「うまくやる」というのが大きな価値をもつといいます。あまり看守などの管理するサイドにおもねる態度をとると、優等生がいじめられるのと同じように、「ご機嫌ばかりとりやがって」と批判されます。かといって、管理側にあからさまに逆らって、仮釈放が取り消されたり、懲罰を受けることになると、「ばかなやつ」、「ドジ踏みやがって」と嘲笑されることになります。このように、ほどほどにうまく立ち回るということが、今の子たちには求められており、そこに彼らの痛ましさもあるのではないかと思うのです。

疾病構造の変化

さて、病理はどのように変化していくのでしょうか。その予測を、表Ⅷ－4に示しました。「内因性」という用語には、豊穣な精神医学思想や概念が含まれているのですが、それは心因論と機械論に解体されるかもしれません。心因論といっても、さして繊細で奥行きのあるものではなく、「傷ついて」、「ショックを受け」、「反応して」といったたぐいのものの連鎖にすぎません。機械論というのは、たとえばセロトニンがどうとか、レセプターがどうとか、メカニカルな生物学的発想です。実は、この心因論と機械論は、対極的であるようにみえて、実は似たような顔をしています。たとえばうつ病は、内因性が見えにくくなり、過労でなり、ストレスでなり、あるいは悩み事でなるといったたぐいの言説がすでに横行しています。つまり生命なき機械論、心理なき心因論といった平板な様相を露呈しています。この予測はあまり当たってほしくはないのですが、ただし人間の概念が変わっていくなら、それには抗えないかもしれません。とはいえ、浅薄な見方が浅薄な病理を作り出すことは指摘しておかねばならないでしょう。

次に挙げられるのは、抑圧から解離へという移り行きです。このことには多言を要しないでしょう。若い世代で、抑圧が作動しているのを認めることは稀なことになりました。これはなにも病理においてだけではなく、普段の所作ふるまいの中で、抑圧という文化装置が与えてきた「優雅」さについても同様です。そしてこれらのことは、ラディカルな変化が起こりつつあることを予兆させるものです。

解離の流通は、「一者であれ」という近代的主体を支えてきた命法が、退場しつつあるということを意味しています。単独者の狂気に陥る危険を賭してまで、けなげに一者であることを守り通す必要はなくなったのです。それゆえ「分裂病」もまた、近いうちに退場するのではないでしょうか。私はひそかにそう思っています。

解離が公認されることによって、近代のシステムはその根底から打撃をこうむる可能性があります。なぜなら、それは責任主体という概念を放棄するものだからです。たとえばそれは、裁判のシステムを根底から転覆させかねないものです。われわれの臨床では、sick role そのものにかかわってきます。従来まで sick role は、それを引き受けるか、それを潔しとしないかの二者択一でした。

たとえ拒否するにしても、sick role 自体が問題になることはなかったのです。しかし今や、数の上ではまだ少ないものの、進んで sick role を獲得しようとする「ユーザー」さえ存在します。ともすれば特権（privilege）だけが求められ、義務（obligation）は放棄される傾向にあります。こうした事例では、role という概念自体が骨抜きになっているのです。

そして神経症から倒錯へという移行。実際、ＤＳＭからは神経症が排除されています。われわれの日常臨床からはにわかには首肯しがたいのですが、それでも抑圧の退場は、病理の質的な変化を感じさせます。注意していただきたいのは、倒錯というのは、あくまで神経症の視点からみた場合に倒錯になるのです。フロイトが指摘するように、元来幼児は多型倒錯なのです。エディプスという禁止が植え込まれて、人間ははじめて性を適切な対象に向け、世代の格差を形成します。つまり大人と子どもに分かれるのです。

子どもの「創発」

このように概観すると、人間の幼児化が確実に進行しているように思われます。環境の子宮化が進み、思春期が延長し、そして「一者であれ」という強い命法が作動をやめる、そうした中で、近代的な人間の概念、あるいは主体というものも退場していくのでしょうか。

平たくいうなら、近代的な人間とは「大人」のことです。ところで大人というのは、それほど自明な概念でしょうか。子どもというものが原点にあり、そこから大人になるのは自然なことなのでしょうか。フィリップ・アリエスは『〈子供〉の誕生』の中で、この関係を転倒させてみせます。

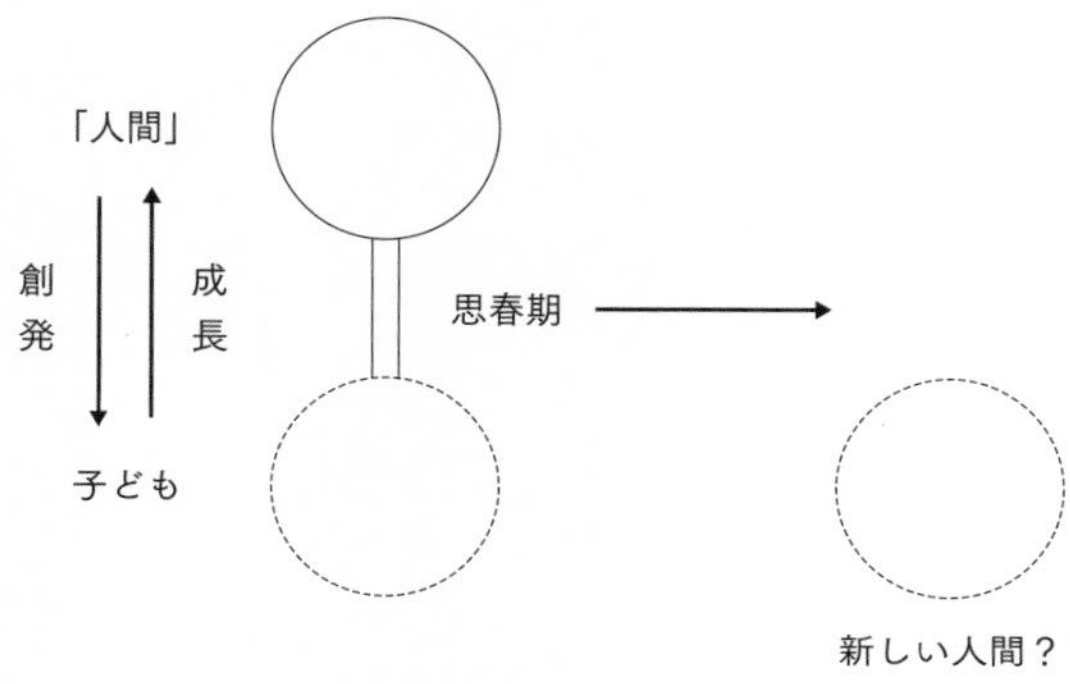

図Ⅷ－6

すなわち、大人の概念ができて、はじめて子どもというものが発見されたのであると。もちろん生理的には、子どもから大人へと成長するのですが、概念の形成についてはこの関係は反転されるのです（図Ⅷ－6）。

近代的な主体という大人が確立されて、それに対置されるものとして子どもが生み出され、そして大人になるということが制度として作り上げられたのです。この構図の中で、思春期が両者の境界としてマークされ、生理的変動に加えて、精神の生についての難関を形成することになります。

ところが近代的主体、あるいは大人というものが退場すると、どういうことが起こるのでしょうか。すでに「創発」という概念を知っているわれわれは、それが単に子ども返りするということではないことを理解しているはずです。子どもとは、大人という概念が出来上がって、しかるのちにはじめて見出されたものなのです。つまり大人から「創発」された子どもが、ある種の自律性を獲得するのです。といっても、現実には自律からほど遠い人種です。それはもはや大人になるべきものとして規定された子どもではありません。大人から子どもが「創発」されるということ、これは時計の部品から時計が、さらには脳から心が創発されるというのとは、いささか様相を異にするように思われます。なぜなら、創発されたものは、より高次のものであってしかるべきだからです。はたして来るべき人類は、より高次の存在と呼ぶにふさわしいものでしょうか。今のところ、私にはよくわかりません。

歴史の終わり?

主体概念の消滅を予測しつつ、私たちは講義の終わりを迎えることになりました。子どもから大人になるということ、これは個人の歴史です。もし近代的主体=大人が消滅するなら、そこにはもはや歴史は見出されなくなるのかもしれません。それは個人にとどまらず、世界全体とも響き合う問題なのです。

実はすでに一九世紀において、ヘーゲルは歴史の終わりを予言していました。より現実味を帯びて、一九七九年にはジャン=フランソワ・リオタールが、『ポスト・モダンの条件』の中で、「大きな物語の没落」を提唱しました。それは「人類の未来」、「精神の生」、といった私たちを導いていた物語です。ニーチェが「種が存在するために必要な虚構」と述べたものに該当するかもしれません。こうした概念によって、われわれはやむにやまれず自律し、社会化し、大人になってきたのです。しかしそれはもはや没落しようとしています。

ヘーゲルを受け継いだコジェーヴという哲学者は、歴史以後の人間の存在様式として、「アメリカ式動物」と「日本式スノビズム」の二つを挙げています。アメリカの消費社会はまさにポストモダン的なものです。他方で、いささか幼児的であることは否めませんが、より巨大な物語を構築しようともがいているようにも思われます。日本はどうでしょうか。先進国の中で、日本と西ドイツの二国は、それぞれヒロシマ・ナガサキとアウシュヴィッツという終末を体験しながら、逆説的に、戦後復興という目標によって、歴史の終わりを先送りにすることができました。しかし八〇年代以降、日本では消費社会と表象文化の爛熟により、一挙にポストモダンを迎えます。とくに西欧文化を接ぎ木のように移植し、成熟した近代的自我の成立が必ずしも十分ではなかっただけに、幼児化は雪崩をうったように進行したのです。

八〇年代以降の足取りは、ちょうど本講で取り上げた、「分裂病」とうつ病という疾患の変貌、内因性の衰退、解離と倒錯へのシフトといった、一連の病理的事象に対応しています。つまり臨床はつねに兆候をはらんだ場なのです。もしかしたら、われわれ日本の精神科医は、その臨床的実践において、人類の最先端に居合わせるという特権的な位置にあるのかもしれません。ただ、そのことを感じ取るためには、臨床的センスを一層研ぎ澄まさなければならないでしょう。

一連の講義をする中で、精神科臨床の衰退を憂える気持ちが何度も湧き起こりました。あるいはノスタルジックな思いにもかられました。もどかしい気持ちから、いくらか意図的に、挑発的にふるまってもみました。しかし、私たちは大いなる変革の時期に立ち会っている、そうした戦慄と期待を感じつつ、講を終えることができることに感謝したいと思います。ご精読、ありがとうございました。

補遺（二〇二四）

楽屋裏の話

精神科臨床を学ぶ王道があるとすれば、それは事例をおいてほかにはありえません。臨床とは、事例に始まり、そして事例に終わるものです。もちろんその間にはさまざまな知が投入されます。神経科学しかり、計量心理学しかり、そして私の専門とする精神病理学もそうした知にほかなりません。それらがわれわれの専門性を支えているのです。

ただし、これらの知（＝学問）のある場所は、あえていうなら、楽屋裏なのです。表舞台はあくまで臨床にあります。ですから、あまり出しゃばらない方がよいのです。これらは事例に貢献する可能性があるからこそ、楽屋に出入りすることが許されているのです。そこからさらに舞台に立つ時には、スイッチを切り替え、あらためて居住まいを正さなければなりません。

他方、楽屋裏には楽屋裏の特権があります。一言でいえば、それはのびやかさです。たとえば、多くの医療機関には医局というものがあります。もし、その医局が窮屈で、くつろげない空間なら、おそらく診療の雰囲気もどこか余裕がなく、ぎすぎすしたものになりがちではないかと思います。

同じように、楽屋裏で展開される知＝学問も、本来、のびやかなものであってしかるべきなのです。そもそも知を支えてきたのは好奇心だったのではないでしょうか。最近の精神医学関連の学会に出席してみると、往年の野暮ったさは影をひそめ、ずっとスマートなものになりました。しかし、傍らでみていると、どうも窮屈そうなのです。もともと科学とは、暇と金のある好事家たちが始めたものですが、それが次第に学会という形で制度化され、さらに近年では、国家という制度の中で管理されるようになりました。管理がいきすぎ、あまりにも窮屈なものになると、諸外国に伍してやっていけるのか、あるいはそもそも才能ある若い人たちが研究を志すだろうかと心配になります。

臨床と学問は、表舞台と楽屋裏の関係にあります。もちろん両者はまったく切り離されているわけではありません。楽屋の知は臨床の場で生かされて、はじめて意義をもちます。それだけではなく、臨床家は、病者と誠実に相対しつつ、他方では、頭の中を楽屋裏のようにしておく必要があるのだろうと私は思います。

これはさほど突飛なことを言っているわけではありません。というのも、眼の前の病者について、どこがうまくいっていないのか、どこで苦しんでいるのかについて、あれこれと考えをめぐらせるのは、精神科医としてあたりまえのことです。それどころか、責務のようなものです。頭の中ではできるだけのびやかに想像力を羽ばたかせた方がよいのです。それは、臨床家としての節度ある態度と矛盾するものではありません。裏表のある態度でもありません。「いったいどうなっているのだろう」、「どうしたんだろう」ということから導かれる、ごくあたりまえのいとなみなのです。

思考停止概念というもの

ところで、臨床場面で想像力を発揮する際に、しばしば障害となるのが、「脳」や「エビデンス」といった決まり文句です。これらはともすれば「思考停止概念」となります。そこで打ち止めとなり、考えるのをやめてしまうのです。もちろん、脳もエビデンスも、精神医学にとって大切なものです。しかし、どうも濫用されがちのように思えてなりません。

たとえば「脳」について考えてみましょう。何はさておき、脳の問題が優先されるのは、意識障害と器質性疾患の場合です。これらがルール・アウトされなければ、精神科臨床は、その先に進めません。というより進んではいけません。しかし、それ以外の疾患については、「脳」という発想は、事例の回復に寄与するかぎりにおいて、意義をもつものです。

脳還元主義的な発想は、いわゆる半可通が陥りやすい罠です。メディアのコメンテーターならともかく、一流の神経科学者の中に、「脳ですべてがわかる」といった構想力の乏しい人は、ほとんどいないだろうと思います。本論（第Ⅱ講）でも触れたように、脳からいかにして心が生み出されるのかというハード・プロブレムは、いまだ未解決のままです。脳画像の所見は、それに対応する臨床所見がなければ、単に信号を画像処理したシミのパターンにすぎません。また、脳は単独では機能せず、他者や外界からの働きかけをその回路に含み込んで、はじめて作動するものです。

もちろんなんらかの所見があれば治療の有力な手がかりにはなるでしょう。ところが、確たる所見が確立されていないにもかかわらず、脳科学の用語で患者に説明することが、臨床現場では、ひとつの慣習になりつつあるようです。いうなればこれは「ムンテラ」です。患者が少し安心すれば有用かもしれません。これもやりようであり、安心してくれる場合もあれば、かえって不安に陥れることもあります。いずれにせよ、あくまでムンテラです。「脳」ということで、考えることを放棄するなら、それは思考停止概念へと転落してしまうのです。[*1]

「エビデンス」についてはどうでしょうか。精神医学には、今のところ、有力なバイオロジカル・マーカーがほとんどありません。それゆえ、エビデンスとはもっぱら統計的な有意差があること、あるいは相関関係があることを指しています。因果関係ではありません。一昔前に聞いたことですが、病因論に関して、最もオッズ比が大きいのは、肺癌と喫煙の関係だといいます。そもそも疫学統計というものは、問題の所在を大まかに絞り込むものであり、そこから先は専門的な研究に委ねられます。

有意差がそのまま生かされるのは、公衆衛生的な施策やマーケティングであり、マスを対象にしたものです。個々の事例にそのまま役立てられるわけではありません。大数研究から一人ひとりの患者への、一般から個別への道筋は容易ではありません。なぜなら、前者は後者を捨象することで成り立っているからです。マスのレベルで考えているとき、個体のことなど考慮されていません。サンプルとしての一例にすぎません。個が示す特異性は、単なる誤差なのです。にもかかわらず、マスの言葉がそのまま臨床で語られるのは、個の否定にほかなりません。

「共感」のうさんくささ

脳やエビデンスが思考停止概念になるひとつの理由は、それらが科学的に強力なものだからにほかなりません。そこから有用性を引き出し、臨床に役立てるためには、知恵や良識というものが必要です。他方、臨床概念の中にも、思考停止概念があることを忘れてはならないでしょう。今のところ、その代表が「共感」です。

もちろん、共感自体がよくないと言っているわけではありません。それどころか、精神科臨床の基本中の基本とさえいえるでしょう。しかし、昨今、それは倫理的な要請となりました。つまり社会的に強力なものになってしまっているのです。共感がノルマやモラルとなったとたん、それは堕落します。理由は至極簡単です。共感は意図してできるものではないからです。「共感しよう」、「共感しなければならない」と力むと、かえって共感は起こらなくなります。

共感を義務と感じるとき、人は往々にして、「相手と同じ気持ちにならなくてはならない」のではないかと自分を追い込んでいるのではないでしょうか。たしかに、心理学辞典のたぐいには、「相手と同じ情緒や感情を共有すること」といったような定義が書かれています。これはほとんど無理な要請です。

＊1　他方、「脳」という表象は心が作り出したものであるが、心はそれを自分のうちに取り込むことはできない。唯物論に当てはめるなら、基底にある下部構造である。その舞台の上で心は展開されるのであり、経験はそれによって決定的に規定されている。脳が与える錯覚を、われわれは乗り越えられないのである。ここまで徹底して、脳還元論ははじめて還元論に値するだろう。（『さまよえる自己』筑摩選書、二〇一五年）

例外的に可能な場合はあるかもしれません。たとえば恋に夢中になっている二人の間では、そのようなことが起きている可能性はあります。幻想なのかもしれませんが、たとえ幻想であっても、それくらいは認めてもよいでしょう。しかし恋は巧んでできるわけもなく、また、いずれは冷めるものです。そして「あの時　同じ花をみて／美しいと言った二人の／心と心が、今はもう通わない」[*2]といったせつない気持ちの中に浸り込むことになります。

あるいは、宗教的、政治的にファナティックな状況の中では、人々の間で「同じ情緒や感情」が共有されている可能性はあります。これらや恋愛を一括して扱うのもどうかとは思いますが、ある共通の特徴があります。それは、各人が自らの主体を放下することによって、共感が成り立っているということです。同じ気持ちかどうか、確かめるべくもありません。「同じ」を超えた、自分も他人もない境地に浸っているのです。そのことを確認しようとしたとたん、共感は色褪せます。

しかし、臨床場面で問題となる共感とは、もちろんそのようなものではありません。患者と治療者のそれぞれの主体を前提としています。それゆえ、共感はたやすくは起こりません。そう踏んでおくべきでしょう。起きたとしたら、相手を他者として尊重していない可能性があります。

少しでも経験を積んだ臨床家なら、容易に共感ができたように感じるときには、警戒するものです。どこか偽物の匂いがするのです。そもそも「同じ情緒や感情」になるはずもありません。なぜなら、相手は他者なのです。自分とは異なる主体である以上、同じ気持ちになれるべくもないのです。「なれた」と勘違いしているとき、その共感とは、むしろ同情のたぐいでしょう。

共感の議論は「同じ」ということにこだわるかぎり、うまくいきません。そんなことは、そもそも不可能であり、それゆえに倫理やモットーになってしまうのです。では、どのようにすればよいのでしょうか。そもそも巧んでできるものではないのなら、やりようはないのでしょうか。もちろん意図してはできません。しかし、共感が起こる条件を整えることは、できなくはないのです。

共感はわからないことから始まる

逆説的ですが、共感が起きてくるためには、いったん共感を保留することだろうと思います。受容的な態度で相対しながら、あせることなく、待たなければなりません。ただし、コツのようなものはあります。

それはプロとしての関心をもつということです。かつてカール・ロジャーズが、受容の三原則のひとつとして挙げた「無条件の肯定的関心（unconditional positive regard）」[*3]にも通じるように思うのですが、彼が言うほど高尚なものではありません。眼の前の患者について、「いったいどうなっているのだろう」、「どこがうまくいかないのだろう」と、関心をもって考えることにほかなりません。

単純にいえば、相手のことを理解しようという、ごくあたりまえのいとなみです。いうまでもないことですが、それが自分の知的好奇心を満足させるためのものであってはなりません。ただし、それは、冒頭で述べたように、自分の頭の中の楽屋裏で、できるかぎりのびやかに思考し、想像す

＊2　北山修作詞、加藤和彦作曲「あの素晴しい愛をもう一度」一九七一年
＊3　Rogers, Carl (1956). *Client-Centered Therapy* (3 ed.). Boston: Houghton-Mifflin.

ることを妨げるものではありません。むしろ積極的にそうすべきだろうと思います。

というのも、こうして相手のことを思いなすとき、そこには情緒的なべとつきのない、そしてわざとらしさのない、良質の関心が自然と向けられることになるからです。それは、泣いている乳児に対して、母親が発動する関心と同質のものです。第V講で述べたように、母親があれこれと想像し、対処することにより、子どもは自分の経験をかたどることができるようになります。このように、患者について考え、そして想像することは、患者に対する臨床家からの無償の贈与となりうるのです。

ただし、こうしたいとなみはどこかで限界に突き当たります。理解は無際限ではありません。それには二つの源泉があります。ひとつは、相手が他者であることによるものです。すべてわかったと思うのは、驕《おご》りであり、思い上がりです。その時、他者がほかならぬ他者であることが忘却されています。

もう一つの限界は、病そのものによるものです。そこで理解はコツンと壁に突き当たります。あるいはどこかに迷い込んだような感じかもしれません。「おや？」とか「あれ？」といった感覚です。通常の思考に取り込むことのできない病気の理屈（＝精神病理）がそこにあります。これは、患者が自分の中にただならぬものを感じているポイントと重なります。ただし、どの段階で限界に達するかは、精神科医としての素養によります。

こうして思考や想像力が壁に突き当たるとき、そこには病む人への敬意が自然に湧き起こるのではないでしょうか。今のところ、これが私の考える精神科医としての共感のあるべきすがたです。

越境するロジック

先ほどエビデンスの話をした際、大数研究（マス）と個体の間には、埋め合わすことのレイヤーの違いがあることを指摘しました。しかしそれは単に研究にかぎった問題ではありません。われわれが普段使うロジックの中にも同じような構図があります。

たとえば、「かけがえのないこの私」というものが、たしかに今ここにいます。そして頭をひねりながら、ディスプレイに向かって腕組みをして、眉にシワを寄せ、時々思い出したように、キーボードをたたきはじめます。しかしそこで、「おまえさんだけが、かけがえのない私なのかい？」と問われると、「いや、誰でもそうだ」と口籠もらざるをえません。そうなると、「この私」の単独性はたちまちダウングレードして、多くの中のひとりになってしまいます。

というより、「かけがえのないこの私」と口にしたとたん、その時すでに、それは他の人にも該当するものになっています。一般化は「つねにすでに」働いているのです。もっともこうした機制があるからこそ、私たちは絶対的孤独から守られています。もしなければ、今ここの私の経験は、もはや経験として成り立たないのかもしれません。経験というのは、反復可能性をもっているがゆえに、経験として与えられるのです。では、われわれは「今ここ」のリアリティを断念しなければならないでしょうか。

その問題を考えるために、ここで荘子の「魚の楽しみ」をめぐる一節を参照してみましょう。[*4]

荘子と恵子が濠水のほとりに遊んでいた。

荘子が言う。「鯈魚が出でて遊び従容としているが、これは魚の楽しみである」。

恵子が言う。「きみは魚ではないのに、どうして魚の楽しみがわかるのか」。

荘子が言う。「きみはわたしではないのに、どうしてわたしが魚の楽しみがわからないとわかるのか」。

恵子が言う。「わたしはきみではないから、もとよりきみのことはわからない。きみももとより魚ではないのだから、きみが魚の楽しみがわからないというのも、その通りである」。

荘子が言う。「もとに戻ってみよう。きみが「おまえは魚の楽しみがわからない」と言うのは、すでにわたしがわかっていることをわかっているから、問うたのである。わたしはそれを濠水の橋の上でわかったのだ」。

『荘子』秋水篇

濠の水の中を気持ちよさそうに泳ぐ鯈魚《はや》をみて、荘子（荘周）が「これは魚の楽しみである」と言うのに対して、恵子（恵施）は、魚でもない君がどうしてそんなことがわかるのかと疑問を呈します。それに対して、荘子は、恵子のロジックに乗っかるような形で、私でもない君がどうして私が魚の気持ちがわからないことをわかるのかと、たずね返します。それを受けた恵子は、私が君のことをわからないように、君は魚のことをわからないはずだと応じました。

恵子の本来の主張は、人間と魚はそもそもつくりが違う、それゆえ魚の気持ちなどわからないということだったのかもしれません。それに対して荘子は論点を微妙にずらして、私の経験がどうして君にわかるのかと恵子に投げかけます。そう言われた恵子は、歩を進めて、論理に訴えます。私が君のことをわからないように、君は魚のことをわからないはずであると。

ここには「類比」というロジックが使われています。「私→君」と「君→魚」が同型であるということです。こうして恵子は、自分の主張を論理的に正当化しようと試みました。一見、なんということもない、真っ当な理屈のように思われます。反論の余地がないような気もします。しかし、ここで一瞬、論理は他人の領域へと越境しているのです。

恵子はもともと、魚のことはわからないと主張していたのですが、いつのまにか、君にはわからないはずだという主張へと誘導されています。そして、結果的に、他人である荘子のことをわかっているかのような話になってしまっているのです。

魚の楽しみ

さて、「他人の気持ちはわかるのか」と正面切って聞かれると、胸を張って「わかる」と答えることはできません。なぜなら、それは普遍命題のような顔をしているからです。わかるということが、いつでもどこでも誰にとっても可能であることが求められているからです。ですからここでも

＊4　本講での荘子についての考察には、次の文献を参照した。
桑子敏雄「魚の楽しみを知ること――荘子対分析哲学」『比較思想研究』二二号、二〇―二六頁、一九九五年
中島隆博『荘子の哲学』講談社学術文庫、二〇二二年

口籠もりながら、「わかるとはいえない」とうつむくことになります。

普遍性は、しばしば経験の個別性を抹消します。普遍性は誰のものでもありません。ところが、人はしばしば雄弁に自分の意見として開陳するのです。

随分前のことですが、出張先の街を逍遥していると、間をおかず、二人の妙齢の女性とすれ違い、心がときめいたことがありました。ただそれだけのことなのですが、よほど印象に残っていたのか、懇親の席で「この街には美しい人が多いですね」といったようなことを口にしました。すると、ある人から「たった二人でそんな主張などできるわけないじゃないですか」と鼻で笑われました。もちろん、たった二人では、エビデンスをいうにはものの数ではありません。「この街には」などと一般化した私が迂闊だったのです。

しかし、私はなにも疫学的な命題を主張したかったのではありません。多少、地元の方への余計なリップサービスもあったでしょうが、ふと心がときめき、ドキリとした経験を話してみたかったのです。薄曇りのぼんやりとした明るさの中、湿気を含んだ微風が吹く街角を気ままに歩いていた折に到来したその瞬間を、もっと詩的な言葉で表現できれば、無粋なコメントを浴びずにすんだのかもしれません。生憎、そのような機転は利きませんでした。

荘子の話に戻りましょう。恵子は、あたかも荘子に誘導されたかのように、自分は君のことをわからないのだから、君も魚のことはわからないはずである、と主張しました。ここで問題となるのは、単に越境することではありません。それは論理のもつ強みでもあります。問題なのはその方向性です。つまり、自分を起点にして、他者へ拡張していることなのです。

他者を理解するということは、自分の内的な体験を原像にして、それを相手に投射するということではありません。荘子の例に即していうなら、自分の泳ぎの心地よさと同型のものを魚に見て取る、というわけではないのです。

考えてもみてほしいのですが、人間より魚の方が、はるかに泳ぎが上手です。というより、魚にとって、泳ぐことは生そのものなのであり、比較するのもおこがましいことです。われわれの方は、大昔、祖先が陸に上がって以来、すっかり退化してしまいました。泳ぎの原型は魚の方にあります。その心地よさ、生の躍動はそこにあり、それを荘子は感じ取ったのです。

先に、経験は反復可能性をもつと言いました。それゆえ、魚の楽しみが、荘子の中で反復されたということができます。しかし、それは魚における泳ぎの原像が、荘子の心に転写されて、コピーができるというものではありません。反復可能なものは、差異をそれ自体の中に含んでいます。

荘子は最後に「わたしはそれを濠水の橋の上でわかったのだ」と言います。いつでもどこでもわかるのだと、一般論をぶったのではありません。ある布置のもとで、魚の楽しみがふと到来したのです。その時、生き生きとした魚の泳ぎの躍動性そのものが、濠水のほとりで、一度きりにして、荘子の中で反復されたのです。

おわりに

この短い挿話の中には、臨床における共感についてのエッセンスがいくつか込められています。ひとつは、共感は向こうからやってくるものだということです。この方向性は決定的です。しかし共感がミッションになるとき、ベクトルは反転します。一生懸命共感しようと力んで、空回りすることになります。

他者から自分にやってくるベクトルというのは、別に突飛なことでもなんでもありません。われわれは、人をみて自分を理解します。ひとりで洞察にいたる場合もありますが、大抵は、人から触発を受けるものです。すでに乳児の例でみたように、そもそもわれわれは、他者が与えてくれた想像力によって、自分の経験をかたどることができるようになるのです。そして何より、人の情緒や気分は、理解するというより、伝わってくるものです。

もうひとつは、共感はふとやってくるということです。自分というものは閉域になっているわけではありません。他者との回路は開かれています。ただし、臨床場面で共感が到来するためには、工夫が必要です。魚の気持ちのようには容易ではありません。彼らの苦しみや困難を受けとめるには、ただその到来を待っているだけではうまくいかないでしょう。それらが、今ここに、ふとやってくる道筋を開いておく必要があります。その作業が、まさに精神医学、そして精神病理学のいとなみなのです。

ただし、原本は患者にあります。テクストやデータの中ではありません。そして原本は、われわれに、ふと、そのすがたを垣間見せます。今ここに到来するのです。こうしたリアリティを鼻先で笑うところには、よい臨床文化は成立しないでしょう。

講を終えて（二〇〇五）

振り返ってみれば、身のほど知らずな書名をつけたものである。もう少しつつましいものにすべきだったと思うが、そうもいかない事情がある。

この書を構想したのは、もう五年以上前になる。その当時、土居健郎先生を仕事場にお訪ねして、ご意見をうかがったところ、師は「やってみたまえ」と、いつものように枝葉をさっぱり落とした言葉で励まされた。その時いただいた名前が『精神科臨床とは何か』である。それゆえこの書名でなくてはならないのである。

私にとって、師が一九七七年に世に出した『方法としての面接』は、精神科医になって以来、臨床の拠り所となるほとんど唯一の書であった。これに笠原嘉の『予診・初診・初期治療』と神田橋條治の『精神科診断面接のコツ』を加えるべきかもしれない。いまだにこれらの書を超えるものには出会っていない。

しかし近年の精神科臨床をめぐる状況の変化は、こうした名著を次第に「古典」の位置へと押しやりつつある。とりわけ、帝京大学精神科での病棟医長の経験は、新たな「臨床学」の必要性を痛感させるものであった。師らの書は、医師の権威というものがまだゆるぎなく保たれていた、いわば古きよき時代のものである。『甘えの構造』がはびこりながらも、父はまだしっかり機能していたのである。しかし今や、臨床の概念を、一度根底から鋤き返して吟味しなければならぬほど、時代は変化している。

一〇年前、広瀬徹也教授の導きで、私は帝京大学精神科に勤めることになった。東大分院神経科を離れてから、留学するわけでもなく、精神病理学に打ち込むわけでもなく、彷徨《さまよ》っていた私を、教授は臨床教室に腰を据えるよう、無言のうちに諭してくださったのだろう。先生にはこの場をかりて感謝したい。

この書は帝京大学での経験から生まれたものといってよい。とりわけ大きな影響を与えたのは、「他者」との出会いであった。それまでの私は、精神病理学が精神医学の王道であることを疑ってもみなかった。というより、精神医学をはるかに超え出るものであるという自負があった。今でもそれは変わらないのだが、しかしいかにも狭い世界の中にいた。それが帝京に来てみると、分子生物学、疫学、リハビリテーションなど、私にしてみれば異文化とでもいうべきものと遭遇したのである。

私にとって幸いだったのは、これら他者がみな、各領域で秀でた人物であったことである。名を挙げるまでもないが、池淵恵美、佐々木司、切刀浩といった人たちである。そこで見出したのは、たとえ依拠するものは異なっても、高い水準を目指していれば、大きな齟齬は起こらないということ、とりわけ臨床という共通項があれば、立場の違いは解消されるということであった。医局の雰囲気がなごやかなことも、大きくあずかったであろう。

もう一つの「他者」は、教育の現場で現れた。すなわち、研修医、医学部生、さらには看護学生である。精神病理学のジャルゴンはもちろん、最も初歩的なこともまだ通じない他者である。この経験は、私がそれまで臨床において自明なこととみなしていたものに、あらためて反省のまなざしを向けさせることになった。それは本書の成立にとって、大きな源泉となっている。

おそらく精神科医には、専門家の見識と社会人の常識に加えて、素人の眼《まなこ》が必要なのだろう。理由は至極簡単である。あたりまえのことをあたりまえと思っていては、患者と出会い損ねるだろうからである。この本を読まれた方が、どこかしらアマチュアのまなざしを感じるとしたら、著者としてはむしろ喜ばしく思う。

最初の構想から、すでに五年以上が経過した。年々忙しくなる大学の業務に追われていたこともあるが、大半は私の怠慢によるものである。それをなんとか出版にこぎつけられたのは、星和書店の石澤雄司氏のお蔭である。紙面をかりて御礼申し上げたい。二〇〇三年の暮頃だったと思うが、氏とたまたまお会いした折、頓挫していた計画を思い出し、お話ししたところ、出版を勧められた。さらに氏は、講義形式で口述したものを使うように提案された。おそらく私の遅筆を懸念されたのだろう。

二〇〇四年六月一九、二〇日の両日に、横浜にあるホテルの一室を借りて、計八講の講義が試みられた。その際、三人の若手の精神科医、熊崎努、堀有伸、渡邊由香子の各先生方と、臨床心理士の馬渕麻由子さんに、聴衆として参加してもらった。語りをさし向ける相手、すなわち「他者」がいかに大切であるかは、すでに心得ていたので、人選に迷いはなかった。四人の方々にはこの場をかりて感謝したい。

ところで、この書にはDVD版（星和書店）がある。本書のもととなった講義を収録したものである。しかし、二日間で一〇時間を超える講義は、さすがに私の能力の及ぶところではなく、それを世に出すのは、いかにもはばかられる。まことに汗顔のいたりである。ただ、お世話になった書肆の希望であることを考えれば、お断りするわけにもいくまい。そう、自分を納得させた。また、精神科の研修必修化によってますます忙しくなる現場で、教材としてもし使用に堪えるなら、幸いである。私のつたない講義はともかく、本書には収録されていないロールプレイや討論は、おそらくお役に立つことだろう。ご諒解いただいた四人の共演者にも、あらためて感謝したいと思う。また、本書とDVDの作成を通して何かとお世話になった、星和書店の近藤達哉氏に厚く御礼申し上げたい。

初校に手を入れながら読み返してみたとき、ふと気がついたことがある。読者も察知されたと思うが、よくもまあ、あけすけに母の機能を信頼しているものだ、ということである。こんなことで精神科医がつとまるのか、といぶかる人もいるかもしれない。なるほどそれは、私の臨床の限界を示すものであるかもしれぬ。また今後の課題でもあるのだろう。ただ、講を終えた今は、しばしその安堵の中に浸っていたい。

ともかくも、齢を重ねるにつれて、私自身が母というものに、あまりこだわることなく向き合えるようになったのだろう。今はもう、そう気恥ずかしく感ずることなく、母に感謝することができそうである。それゆえ本書は、私に何かしらよきものを与えてくれた母に捧げたいと思う。

二〇〇五年　立春　　母のリウマチスの回癒を祈りて

増補版あとがき

「それから、毒舌とか……」

二〇年ぶりの改版を出すにあたって、当時の自分がどんなふうに言われていたのか、とある人に聞いてみたところ、そんな所感が返ってきた。確かにそうだったような気もする。あらためて初版を読み返してみると、青臭い大言壮語に冷や汗をかき、物知り顔の語り口に消え入りたくなる、そんな時間が綿々と続いた。世の風潮を考えるなら、表現をあらためた方がよさそうにも思える。だが、そこはあえて最小限の訂正にとどめ、そのかわりに補遺を一篇、書き下ろすことにした。

どうも昨今、世にいう同調圧力とやらが、精神医学にも浸透しているようである。実際の現場で各自がどうふるまっているのかは知る由もないが、ひたすらよい人でなければならぬような臨床論ばかりになっている。そんなことで、はたして病む人を支えることができるのだろうか。いささか心配である。

補遺でも述べたように、たとえば「共感」一つとっても、語られ方がうさんくさいのである。臨床家の共感は、病への畏怖と病む人への敬意がなければ機能しない。つまり相手の病の大変さがわからなければならない。そのためにはつねに専門家としての理解のいとなみを怠らないことである。とはいえ、日々発信され溢れかえる情報のなかで、そうしたことはますます困難になっている。忙しいのは当面変わりそうにもない。広く浅く知識を実装し、更新していくよりないようにもみえる。そうなるとかかわりもまた浅いものに終始することになるだろう。ではどうすればよいのだろうか。

一見遠回りのようだが、一度、臨床というもの、そして人間というものについて、考え抜いてみるのがよいのではないだろうか。そのように思う。でないと、いつまでたっても、同じところをぐるぐるまわっているだけである。本書の試みが、微力ながら、その参考になれば幸いに思う。

今回の増補版を世に出すには、春秋社の手島朋子さんに、ひとかたならぬご尽力をたまわった。このまま古書マーケットで細々と流通する運命と半ばあきらめていたので、望外の喜びである。紙面を借りて御礼申し上げたい。

最後に、茨木のり子の詩を借りて、毒舌を一つ。

ぱさぱさに乾いてゆく日々のなりわいを
ひとのせいにはするな
水やりするのを忘れていないか

二〇二四年六月

内海　健

本書は二〇〇五年三月三一日に星和書店より刊行された
『精神科臨床とは何か』を増補改訂したものである。

［著者紹介］

内海　健（うつみ・たけし）

東京藝術大学名誉教授　精神科医

東京大学医学部卒業。東大分院神経科、帝京大学医学部精神神経学教室を経て、東京藝術大学保健管理センター。2022年退任。

著書に『さまよえる自己』（筑摩書房、2012年）、『双極II型障害という病』（勉誠出版、2013年）、『自閉症スペクトラムの精神病理』（医学書院、2015年）、『金閣を焼かなければならぬ』（河出書房新社、2020年。第47回大佛次郎賞）など多数。

増補版 精神科臨床とは何か　「私」のゆくえ

2024年 7 月31日　第 1 刷発行

著　　者　内海　健
発 行 者　小林公二
発 行 所　株式会社　春秋社
〒101-0021　東京都千代田区外神田2-18-6
電話　（03）3255-9611（営業）
（03）3255-9614（編集）
振替　00180-6-24861
https://www.shunjusha.co.jp/
印 刷 所　株式会社　太平印刷社
製 本 所　ナショナル製本協同組合
装　　丁　芦澤泰偉

ISBN978-4-393-71085-2 C0011　定価はカバー等に表示してあります
JASRAC 出 2404675-401

森岡正博・蔵田伸雄〔編〕
人生の意味の哲学入門

「生きることに意味はあるのか?」この問いを分析哲学的に研究する知られざる21世紀英語圏の新しい哲学的ムーブメントを紹介し、各自の観点から実際に探究する入門書。

二四二〇円

水林 章
日本語に生まれること、フランス語を生きること
来たるべき市民の社会とその言語をめぐって

「天皇を戴く国家」か「市民による社会」か——今日の日本社会の危機的状況の根源にある、日本語に固有の言語問題と、その背後にある天皇制の呪縛に光をあてた渾身の批評。

二八六〇円

八木雄二
キリスト教を哲学する
隠されたイエスの救い

由来の違う様々な要素によるキリスト教の矛盾と混乱を認めつつ、哲学の立場から、罪、赦し、ペルソナ、自由意志と予定説といった難問を解析し、イエスの言葉の核心に迫る。

三五二〇円

最首 悟
いのちの言の葉
やまゆり園事件・植松聖死刑囚へ生きる意味を問い続けた60通

重度障害の娘を持つ生物学者が、津久井やまゆり園事件で障害者を「化け者」呼ばわりし殺傷した植松聖死刑囚へ送り続けた60通の手紙。内なる差別と偏見を克服するために。

一九八〇円

岡本哲雄
フランクルの臨床哲学
ホモ・パティエンスの人間形成論

〈アウシュヴィッツ〉を生き延びたフランクルの哲学が歴史に応答したこととは何か——ホモ・パティエンスという人間理解から、《教育の倫理》を探る本格的研究書。

四九五〇円

▼価格は税込(10%)